Sylvie Hampikian

Cremes, Tinkturen und Heilsalben

100 natürliche Mittel für die ganze Familie selbst gemacht

Sylvie Hampikian

Cremes, Tinkturen und Heilsalben

100 natürliche Mittel für die ganze Familie selbst gemacht

ökobuch
Staufen b. Freiburg i.Br.

Alle Angaben und Arbeitsanleitungen in diesem Buch wurden nach bestem Wissen und Gewissen zusammengestellt, eine Gewähr für die Richtigkeit wird jedoch nicht übernommen. Infolgedessen lassen sich für die praktische Umsetzung des hier Dargestellten keine Haftungsansprüche gegenüber der Autorin oder dem Verlag ableiten.

Bibliografische Information der Deutschen Nationalbibliothek

Die Deutsche Nationalbibliothek verzeichnet diese Publikation in der Deutschen Nationalbibliografie; detaillierte bibliografische Angaben sind im Internet unter
http://dnb.d-nb.de abrufbar.

FSC
www.fsc.org
MIX
Papier aus verantwortungsvollen Quellen
FSC® C089473

Die französische Originalausgabe erschien bei Terre Vivante, Mens, Frankreich, unter dem Titel
„Je fabrique mes baumes, gels, pommades ..."

Übersetzung aus dem Französischen:
Elke Ross, Staufen

ISBN 978-3-947021-16-1

1. Auflage 2020

Internet: www.oekobuch.de

Druck: Beltz Grafische Betriebe GmbH, Bad Langensalza

Photos:
alle Fotos stammen von
Olivier Degorce außer
S. 7 Dmitry Denisenkov
S. 19: Fotolia/Paipai
S. 21: Fotolia/ gabriffaldi
S. 93: Fotolia/Comugnero Silvana
Grafiken: Anne Bordenave

Inhaltsverzeichnis

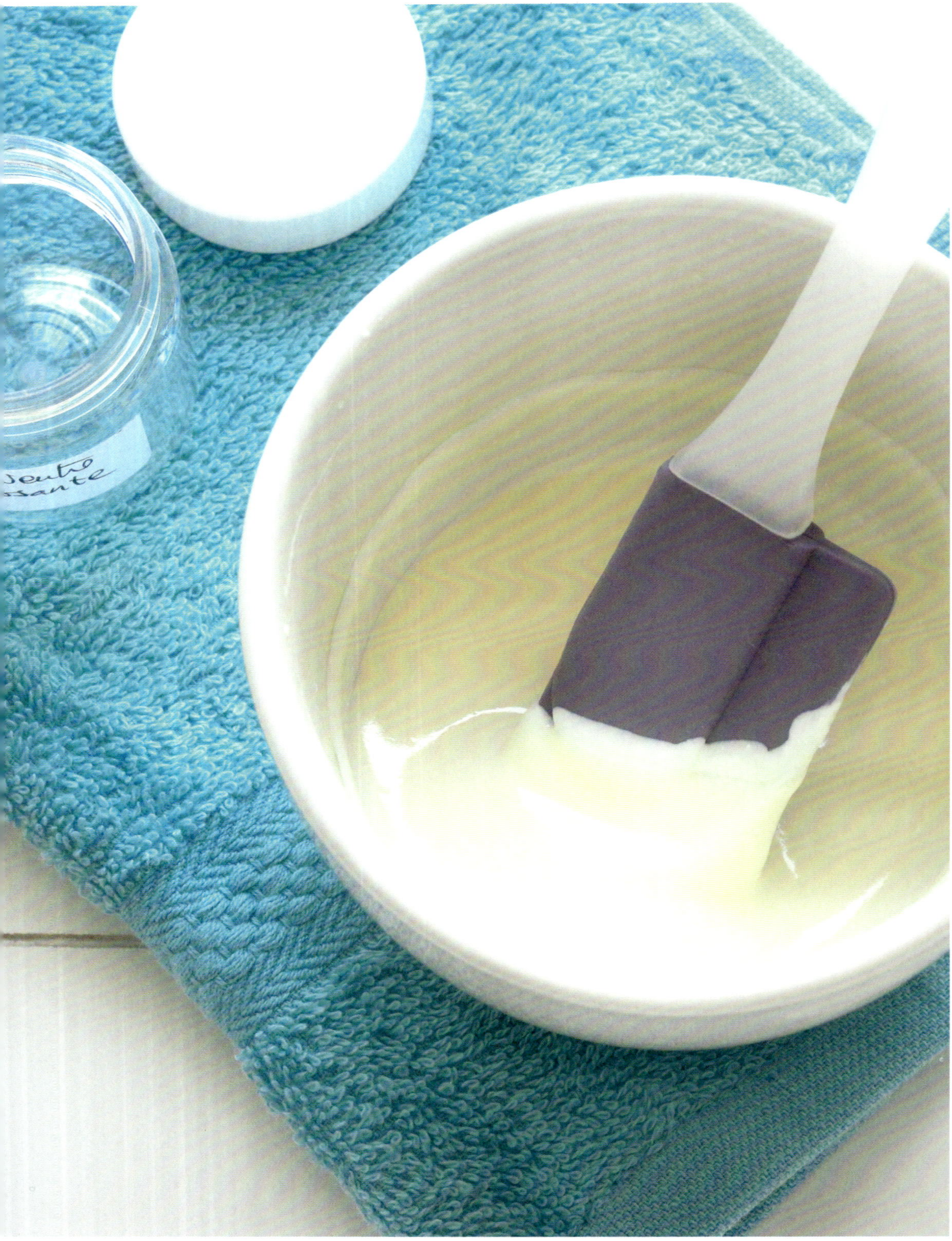

Einleitung

Gelegentlich höre ich die Frage: „Ist das jetzt eine neue Mode, seine Heilmittel und Salben selbst herzustellen?“
Also, wenn „neu“ bedeuten würde „seit grauer Vorzeit“, wäre die Antwort „ja“! Neu ist dagegen vielmehr der Trend, dass wir heute alles fertig in Läden bzw. in der Apotheke kaufen können. Diese Entwicklung ist nicht älter als etwa 100 Jahre – und wird sich wahrscheinlich auch nicht mehr ändern.

Zur Geschichte

Bereits auf ägyptischen Papyrusrollen aus der Zeit 1700 bis 1500 v.Chr. finden sich Rezepte für die Herstellung von Salben und Pflastern, um z.B. die Wunden von Soldaten zu heilen. Die Rezepturen enthielten meist tierische Fette, Mehl und Honig. Deutlich später wirkte der griechische Gelehrte Claudius Galenus (*129 bis irgendwann zwischen 199 und 216 n.Chr.), der als Arzt zweier römischer Kaiser berühmt wurde und als Vater der abendländischen Pharmazie gilt. Ihm verdanken wir bekanntlich die Rezeptur der berühmten galenischen Wachssalbe, die heute immer noch – vom Original abgeleitet, aber durch chemische Zusätze verfälscht – im Arzneibuch aufgeführt ist.
Seit Beginn der Renaissance wurden viele Rezepturen für Balsame und Salben in Geheimschriften festgehalten. Die Zutaten (manchmal wenig appetitliche) wurden in Drachmen, Gran, Unzen, Pfund oder Schoppen gemessen und eingewogen. Die Grundsubstanzen waren über mehrere Jahrhunderte hinweg fast immer tierische Fette (Speck, Talg, Schmalz oder Tran von Walen …). So empfahl der berühmte (Autor) Maurice Mességué noch in den 70er Jahren die Verwendung von Schweineschmalz oder Butter. Noch vor nicht allzu langer Zeit boten Kräutersammler Pflanzenmischungen an, die sie nach eigenen Rezepturen selbst hergestellt hatten, und zwar ganz legal. Auch die Ärzte verschrieben

„Pom pom“ – Pomade

Das Wort Pomade ist seit dem 16. Jahrhundert belegt und stammt vom italienischen Wort pomata (Apfelsalbe) ab, das sich wiederum von pomo (Frucht) ableitet. Denn die Salben der Römer wurden oft mit Pomme d’Api (kleiner roter Apfel) parfümiert.

Salbenvase aus dem Grab des Tutenchamun, Tal der Könige (ca. 1345 v.Chr.)

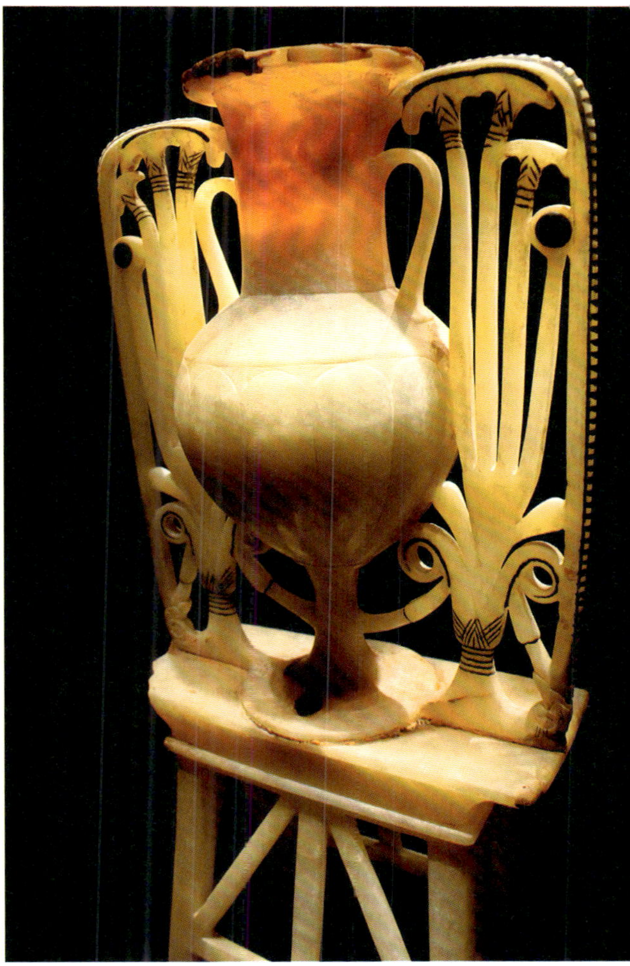

Mittel, die in der Apotheke nach der auf dem Rezept angegebenen Formel individuell und frisch hergestellt wurden.

Produkte der Pharmabranche

Heute hat die Anfertigung von Arzneimitteln in der Apotheke nicht mehr so viel Bedeutung, was u.a. auf eine geänderte Vergütung für Heilmittel im Krankenversicherungssystem zurückzuführen ist.

Zum einen verschreiben die Ärzte heute weniger individuell hergestellte Heilmittel. Während in Frankreich die meisten Apotheken gar keine Rezepturverordnungen mehr herstellen, besteht in Deutschland nach wie vor die Vorschrift, dass jede Apotheke eine Abteilung haben muss, um individuelle Rezepturen herstellen zu können.

Medikament oder Kosmetik?

Die meisten Salben und Cremes auf Pflanzenbasis zählen heute zu den Kosmetika, auch manche Spezialitäten, die früher als Medikamente mit entsprechender Zulassungsnummer geführt wurden, wie z.B. der Notfall-Balsam für die ganze Familie. Die Pharmalabore wollen die Prozedur der Zulassung möglichst vermeiden, da sie kostspielig und für Naturprodukte obendrein wenig geeignet ist. Sie melden darum ihre Produkte möglichst als Kosmetikmittel an. Das heißt nicht, dass diese Mittel an Wirksamkeit und Sicherheit in der Anwendung eingebüßt hätten. Aber es dürfen bestimmte medizinische Indikationen auf der Packung nicht mehr aufgeführt, sondern nur viel ungenauere Angaben gemacht werden. Beispielsweise werden für Arnika als Arznei mit Zulassungsnummer die Indikationen „zusätzliche Behandlung bei Prellungen, blauen Flecken (Hämatomen), Verstauchungen und Muskelkater“ genannt, während die kosmetische Version als Anwendung empfiehlt: „Für die sensible Haut nach Sturz oder Stoß“. Gut, wenn man zwischen den Zeilen lesen kann...

Trotzdem wird es für den Verbraucher zunehmend schwieriger, bestimmte Inhaltsstoffe in guter Qualität zu bekommen, die früher in vielen Apotheken gängig vorhanden waren (z.B. Bienenwachs, Benzoetinkturen etc.).

Wie bei vielen anderen Produkten ist es der Chemie- und Pharmabranche auch bei Salben und Cremes gelungen, bewährte natürliche Produkte und Praktiken vom Markt zu drängen. Dieser Markt wird heute von industriellen Produkten dominiert, die fast ausschließlich aus der chemischen Industrie stammen, mit bedeutendem Anteil an Mineralölen (Vaseline und/oder Paraffin: siehe Kasten S. 27), synthetischen Polymeren, Konservierungsmitteln und anderen Zusatzstoffen, die eher technischen und kommerziellen als medizinischen Zielen dienen. Und die Verbraucher merken, dass diese Salben zwar immer teurer werden, aber nicht immer so effektiv wirken, wie man es zu Recht erwarten würde.

Ein großes Angebot an natürlichen Mitteln!

Glücklicherweise sind Heilmittel auf Basis natürlicher Wirkstoffe und hochwertiger Inhaltsstoffe wie Pflanzenöle nach wie vor auf dem Markt erhältlich. Sie sind zur Behandlung von Gelenkschmerzen, Hautirritationen, Stößen, kleinen Wunden und anderen Unpässlichkeiten durchaus geeignet. Ihre Wirkstoffe sind hauptsächlich ätherische Öle, Perubalsam, Menthol und Kampfer, manchmal auch versehen mit pflanzlichen Ölauszügen (Mazeraten), um nur eine kleine unvollständige Auswahl zu nennen.

- In Bioläden, bei Kräuterkundigen und über diverse Websites im Internet gibt es eine Vielzahl an Naturprodukten wie z.B. Keltischer Balsam (mit Öko-Label), Bioblüten-Balsame, Ballot-Flurin-Pyrenäen-Pflegebalsam, Kräuter-Cremes (Dr. Theiss) sowie verschiedene hochwertige handwerklich hergestellte Balsame.

  Leider ist der berühmte Tigerbalsam wie z.B. Haw Par, die am häufigsten empfohlene Marke, kein 100%iges Naturprodukt, da er mineralölbasierte Hilfsstoffe enthält.

- In der Apotheke werden angeboten: Pure-Essential-Balsame und -Gele, Weleda-Salben und Cremes, Arnika Aroma Express Gel, Notfall-Balsam und manches mehr. Die Liste der in konventionellen Apotheken verkauften Naturprodukte ist in der Tat begrenzt, da die meisten pharmazeutischen Spezialitäten, darunter auch einige „alte Heilmittel", heute leider auf Basis von Mineralölen und anderen chemischen Inhaltsstoffen hergestellt sind.

Der Trend heißt „do-it-yourself"

Aktuell erleben wir einen Trend zu selbst hergestellten Produkten und die Wiederentdeckung alter Rezepte, die in Vergessenheit geraten waren. Immer mehr Menschen finden es schade, dass sie die Vorzüge der Wild- und Gartenkräuter nicht mehr nutzen können. Dabei kann man Heilmittel, die man wirklich braucht und deren Zusammensetzung perfekt beschrieben ist, für die eigenen Bedürfnisse selbst herstellen. Das gilt auch für die Zubereitung von Salben, ein echter Vorteil, wenn man beispielsweise an Allergien leidet. Man ist nicht auf ein Fertigprodukt angewiesen, bei dessen Rezeptur eine möglichst lange Lagerbarkeit eine Rolle spielt.

Die Rezepte der selbst hergestellten Präparate kommen meist mit wenigen Zutaten aus, die einerseits die gewünschten Wirkstoffe zu ihrem Ziel führen und gleichzeitig wohltuend für die Haut sind. Ausgangsstoffe in hoher Qualität einzusetzen heißt außerdem nicht, dass sie sehr teuer sein müssen. Wer seine eigenen Salben herstellt, muss natürlich die Vorschriften für Hygiene und die Dosierung der Zutaten genau beachten. Aber darauf kommen wir später. Außerdem sollte man sich der Grenzen der Selbstmedikation bewusst sein (vgl. Seite 70) und mögliche Kontraindikationen von Fall zu Fall beachten. Dann kann man mit den folgenden Rezepten eine Palette von sicheren, wirksamen, preiswerten und angenehmen Mitteln für die ganze Familie und für zahlreiche Situationen des Alltags herstellen und nutzen.

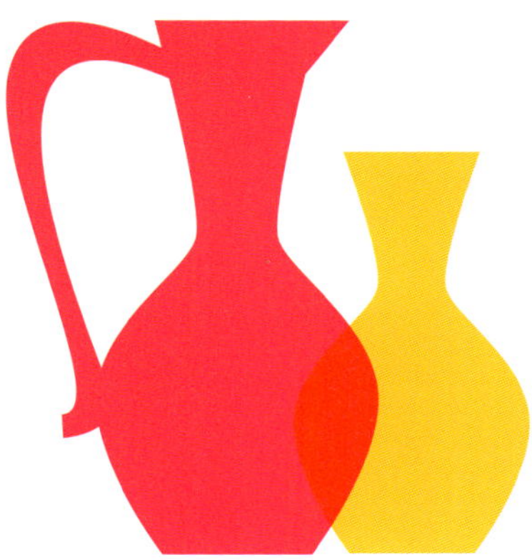

Das rote Johanniskrautöl ist sehr geschätzt (siehe Seite 36), z.B. als Massageöl

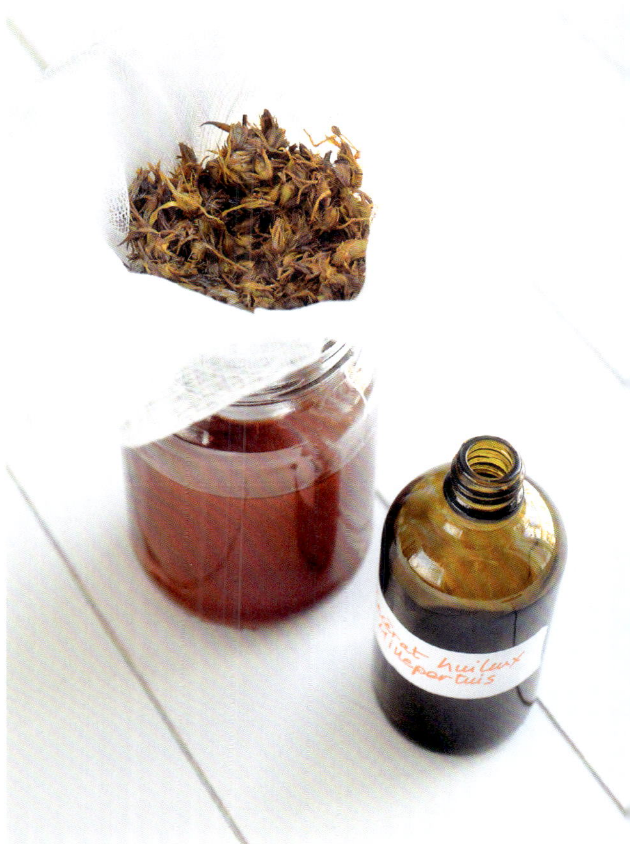

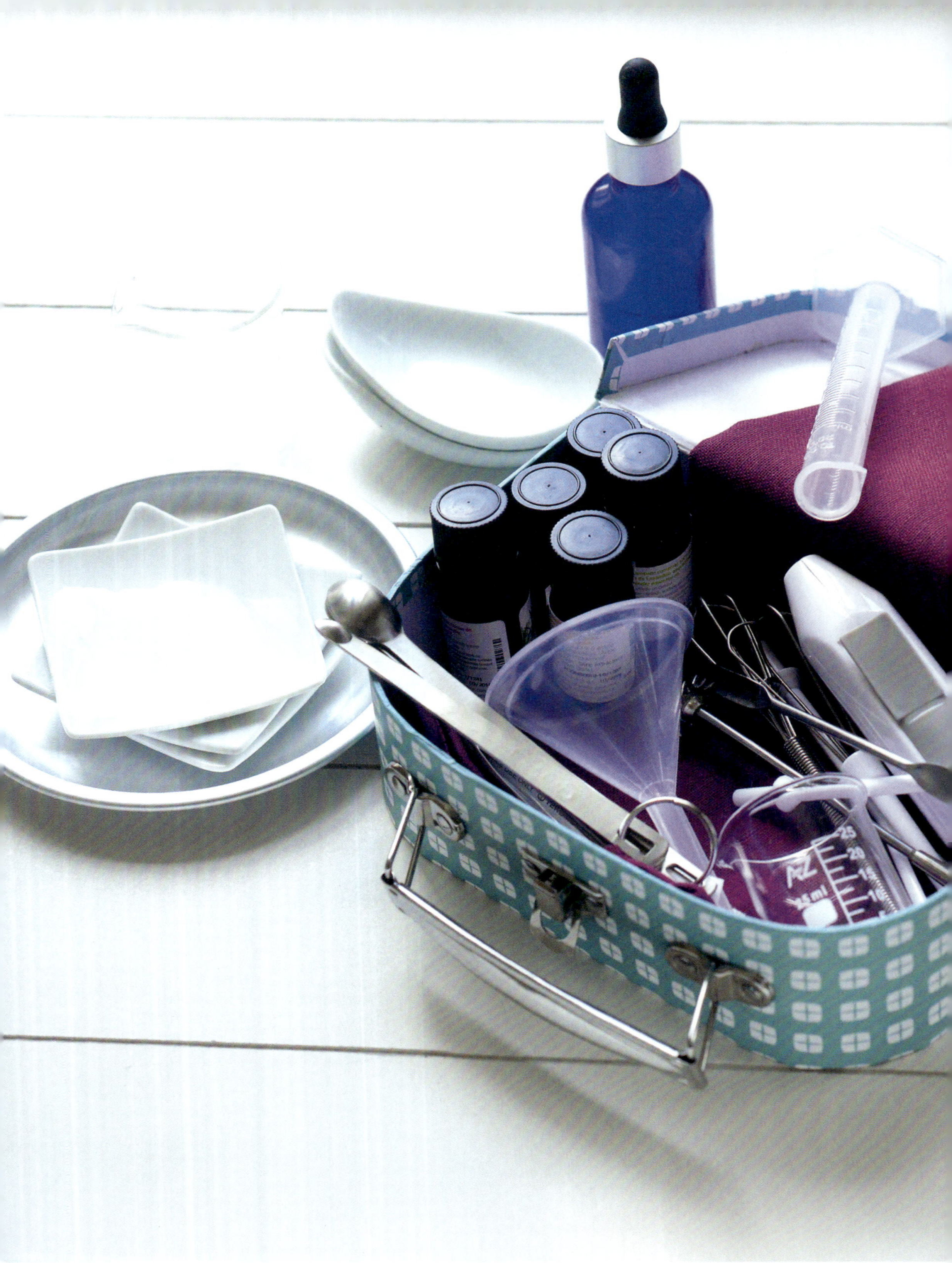

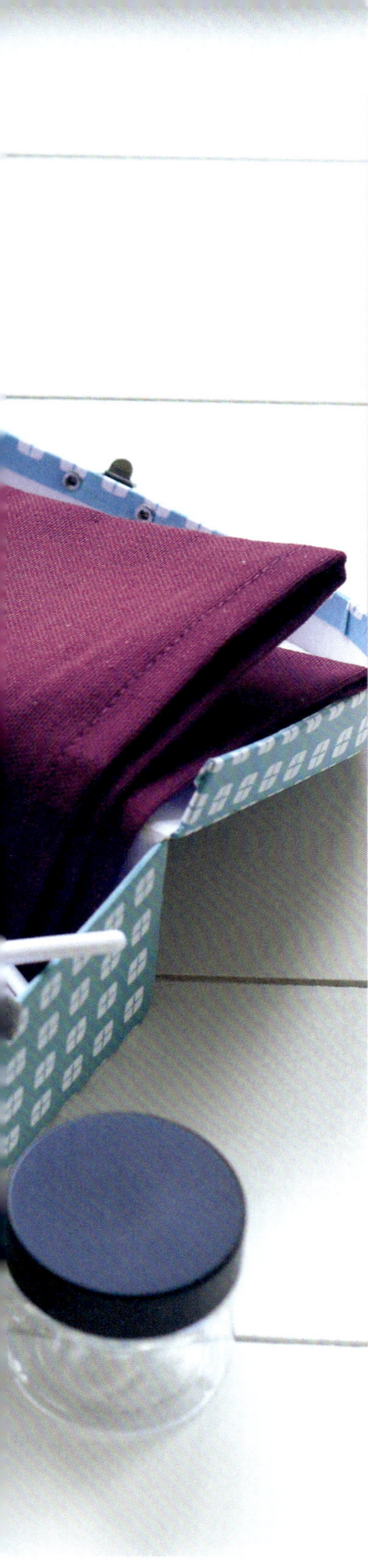

1 Das Einmaleins der Salbenherstellung

- Ein wenig Fachwissen
- Übersicht der Salbenzutaten
- Gute Herstellungspraxis
- Komposition aus ätherischen Ölen
- Ätherische Öle als Konservierungsmittel
- Öl-Auszüge (Mazerate) herstellen
- Alkoholische Auszüge (Tinkturen) herstellen
- Salben mit Tinkturen herstellen

Ein wenig Fachwissen

Bevor man mit der Herstellung von Balsamen, Salben, Gelen und anderen Hautpflegemitteln beginnt, ist es wichtig, deren lokale, manchmal auch indirekte Wirkung auf die Haut zu verstehen.

Was bewirken die Substanzen auf der Haut?

Die Pharmazeutische Kinetik*[1] untersucht den Weg von Substanzen, die mit dem Körper in Berührung kommen. Bei Produkten, die auf die Haut aufgetragen werden (dermaler Weg), stellt sich die Frage, welche Substanzen wie tief in die Haut eindringen (Epidermis, Dermis, darunter liegende Gewebe, Blutkreislauf).
Tatsächlich können Substanzen, die in die Haut eindringen, drei Wege gehen: entweder durch die Poren oder durch die epidermalen Zellen Schicht für Schicht oder durch die Fettzellen der Unterhaut, eine molekulare Matrix, welche die Zellen miteinander verbindet. Das Eindringvermögen von Substanzen in die Haut ist daher stark von ihren physikalisch-chemischen Eigenschaften abhängig. Die beiden Hauptfaktoren sind ihre Löslichkeit in Wasser und Fett (hydrophile* oder lipophile* Substanzen) und die Größe ihrer Moleküle.

Zur Löslichkeit: Fettlösliche Substanzen (d.h. lipophile Substanzen) dringen durch Poren oder die Fettschicht gut in die Haut ein. Beispiele: tierische oder pflanzliche Fette, Vitamin E, Bestandteile von ätherischen Ölen. Ambiphile Substanzen (sowohl in Wasser als auch in Öl lösliche) dringen ebenfalls gut ein. Beispiel: Glycerin. Kleine wasserlösliche Moleküle (Aminosäuren, organische Säuren, Mineralsalze, Harnstoff, Vitamin C, Vitamine der Gruppe B) durchdringen die Zellen. Andererseits dringen Tenside (Seifen) und viele stark hydrophile Substanzen (Alkohol) nicht oder nur wenig in die Epidermis ein.

Molekülgröße: Große Moleküle (Makromoleküle) können das Gewebe der Epidermis nicht passieren. Bildlich gesprochen wäre das vergleichbar mit dem Versuch, einen Tennisball oder sogar einen Fußball durch das Gitter eines Küchensiebes[2] zu drücken. So bilden diejenigen Bestandteile der Kosmetik, die nicht in die Haut eindringen, auf ihrer Oberfläche einen Film, weshalb sie als Filmbildner bezeichnet werden. Beispiele: Polysaccharide aus Algen und Aloe-Gel, Bienenwachs, Proteine (einschließlich Kollagen), Hyaluronsäure, synthetische Polymere wie Silikone oder PEG, Mineralöle, etc. Diese Mittel haben keine tiefe spezifische Wirkung, schützen aber die Haut und verhindern die Verdunstung von Wasser und damit die Austrocknung der Haut.

Zusammensetzung und Herstellung von Arzneimitteln

Die Galenik* oder „die Wissenschaft des Galenus" ist die Lehre von der Zubereitung von Arzneimitteln oder kosmetischen Produkten. Der Begriff wird für alle Hautpräparate, Lotionen, Milch, Cremes, Salben etc. benutzt, die auch als „galenische Formen" bezeichnet werden. Um die Wirksamkeit eines Arznei- oder Heilmittels zu garantieren, ist die Wahl der Zubereitungsform ebenso wichtig wie die der aktiven Bestandteile. In der Tat dringen die Wirkstoffe mehr oder weniger gut in die Haut ein, je nach Basis, in der

---

[1] Die mit * gekennzeichneten Begriffe werden im Glossar erläutert.

[2] Für diejenigen, die mehr Details wünschen: Die Molekulargewichtsgrenze liegt nach Einschätzung niederländischer Forscher bei etwa 500 Dalton (ungefähr die Molekülgröße von 3 Aminosäuren).

sie gelöst sind (Träger oder Transportmittel genannt).

Das ätherische Lavendelöl mit seinen vielseitig wirkenden Eigenschaften ist ein gutes Beispiel: Wenn man es in einer wachshaltigen, fetten Basis (für Balsam oder Wachssalbe) löst, wird es zum Teil auf der Oberfläche zurückgehalten und kann an die Luft verdunsten. Diese Zubereitung eignet sich z.B. zum Einreiben der Brust bei Schnupfen. In Alkohol gelöst lässt es sich bei Wunden anwenden, im direkten Kontakt mit verletztem Gewebe hat es eine antiseptische Wirkung. In einem Pflanzenöl oder einer fetten Creme gelöst, können durch Einmassieren von Lavendelöl (Massage) z.B. Gelenkschmerzen gelindert werden.

Die Wahl der Salbengrundlagen

Diese drei Bespiele beleuchten gut, wie wichtig die Wahl der Salbengrundlagen ist, um die gewünschte Wirkung zu erzielen. Naturbasen dienen als Transportmittel und haben mit diesem Effekt einen großen Vorteil gegenüber synthetischen Homologen. Tatsächlich sind die meisten chemischen Basen (Paraffinöl, Vaseline, verschiedene Polymere, Silikonderivate...) recht träge Hilfsmittel, die nur als Transportmittel für die Wirkstoffe dienen und eventuell noch die Hautoberfläche schützen. Dagegen haben die meisten Naturbasen spezifische Eigenschaften, die am Heilungsprozess mitwirken und somit als aktive Basen anzusehen sind.

Das beste Beispiel ist Aloe-Gel, das zwar auch einen Film bildet, gleichzeitig aber ein ausgezeichnetes Transportmittel für bestimmte Wirkstoffe und ein natürliches Pflegemittel ist, das selbst nährende, wundheilende, beruhigende und antiseptische Eigenschaften besitzt. Wie auch immer – auch wenn die natürlichen Salbengrundlagen selber aktiv sind, haben sie zuerst die Aufgabe, die Wirkstoffe zu transportieren, vor allem die der ätherischen Öle. Emulsionen z.B. haben eine gute Hautaffinität und bilden ein interessantes Vehikel für zahlreiche Wirkstoffe. Die Emulsionen setzen sich zusammen aus einer fetten Phase, Ölphase genannt (Öl und/oder Pflanzenfett oder Ölauszug), aus einer wässrigen Phase (Hydrolat oder gereinigtes bzw. destilliertes Wasser) und einem Wachs, das zur Stabilisierung der beiden Phasen und zu einer mehr oder weniger festen Konsistenz des Endprodukts beiträgt.

Es geht auch ohne medizinisches Wörterbuch!

Im Glossar werden alle wichtigen medizinischen Ausdrücke ebenso wie die wichtigsten Eigenschaften der Heilmittel erklärt (S. 118), außer den geläufigsten oder selbstverständlichen, wie z.B. lindernd oder wundheilend.

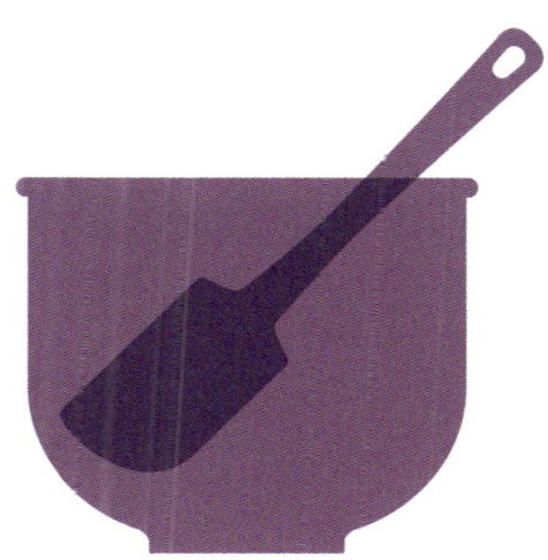

Übersicht der Salbenzutaten

Die in den Rezepten dieses Buches vorkommenden Inhaltsstoffe können, wie gesagt, in zwei Kategorien unterteilt werden: in die Salbengrundlagen (Basis) und in die Wirkstoffe. Diese Unterteilung gilt vor allem für die konventionellen Arzneimittel und Kosmetika, deren Grundlage durchweg träge ist, weniger dagegen für die Naturheilmittel, da die natürlichen Basisstoffe hier ihre eigene Wirkung auf die Haut haben und damit zur Wirksamkeit des Mittels beitragen. Wir haben es daher hier vorgezogen, die Salbenzutaten getrennt nach *Inhaltsstoff-Familien* (pflanzliche Öle, Hydrolate, ätherische Öle, Urtinkturen und alkoholische Auszüge...) vorzustellen, ohne unbedingt die Wirkung der Basen (Salben-Grundlagen) zu unterscheiden.

Für alle Inhaltsstoff-Familien werden Hinweise auf Eigenschaften und Anwendungsbereiche, auf die Haltbarkeit und die beste Art der Aufbewahrung gegeben, mit Einkaufstipps und Hinweisen auf ggf. notwendige Vorsichtsmaßnahmen. Besondere Empfehlungen finden sich bei den Zutaten für unsere Sammlung von 10 Salbengrundlagen, die auf den Bedarf für alltägliche Problemfälle zugeschnitten sind. Für jede Inhaltsstoff-Familie gibt es eine ausführliche Beschreibung im Anhang (S. 108 ff.).

Sheabutter ist eine ausgezeichnete Basis zur Herstellung von Express-Mitteln (siehe S. 106).

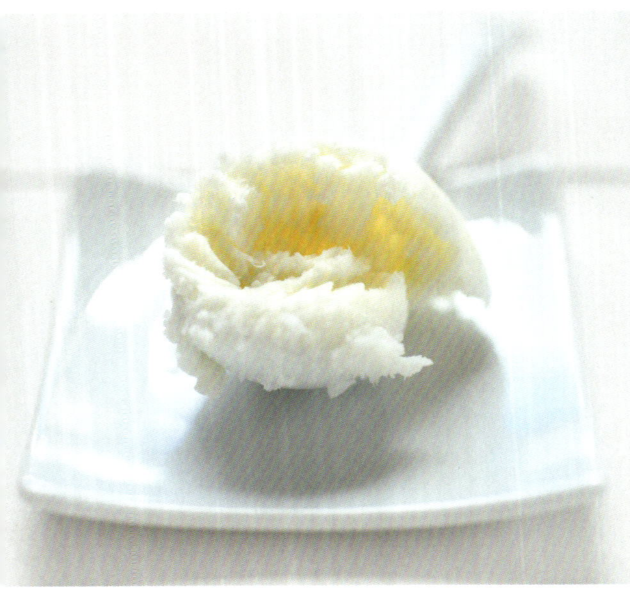

Pflanzenöle

Definition und Eigenschaften

Pflanzenöle bestehen hauptsächlich aus fetten Bestandteilen, den sogenannten Lipiden. Sie besitzen alle auch nichtfettende Substanzen in unterschiedlicher Menge, die sogenannten unverseifbaren Anteile (Vitamin E, Phytosterole, Squalan (ein farbloses Öl, acyclischer Triterpen-Kohlenwasserstoff), Pigmente…), die zu bestimmten Eigenschaften beitragen. Beinahe alle reinen Pflanzenöle können für die Haut benutzt werden. Sie schützen, regenerieren, lindern, machen geschmeidig und dringen mehr oder weniger schnell in die Haut ein. Einige hinterlassen einen Film auf der Hautoberfläche, während andere sehr schnell einziehen und keinen Fettrückstand hinterlassen: letztere werden auch „trocknende“ Öle genannt.

Anwendung

Pflanzenöle können im einfachsten Fall allein oder in einer Mischung für die Hautmassage verwendet werden. Sie bilden den Hauptanteil der fetten Grundsubstanzen und dienen als Lösungsmittel der Wahl für die lipophilen (fett-

löslichen) Substanzen, besonders für die ätherischen Öle, die das Eindringen in die Haut und die Wirkung der Anwendung verbessern.
Man kann in den Rezepturen das einfache Basisöl (Olive, Sonnenblume, Mandel etc.) oder nur einen Teil davon durch ein wertvolleres Öl mit spezifischen Eigenschaften ersetzen. Man kann es ebenso zur Herstellung eines Pflanzenauszuges verwenden (siehe Eigenschaften der Ölauszüge S. 16 sowie S. 110 und Rezeptur S. 36).

Aufbewahrung

Öle sollten vor Hitze geschützt bei Raumtemperatur in einer gut schließenden, dunklen Glasflasche aufbewahrt werden.

Einkaufsempfehlung

Die Pflanzenöle entfalten ihre vollen wohltuenden und heilenden Eigenschaften nur dann, wenn sie möglichst unverändert und unbehandelt sind (d.h. nicht hydriert, nicht desodoriert, nicht entfärbt oder durch Hitze verändert etc.). Es empfiehlt sich, nur kalt gepresstes und bevorzugt biologisches Pflanzenöl zu verwenden. Aus dem umfangreichen Angebot an Ölen haben wir diejenigen ausgewählt, die aufgrund ihrer vielseitigen Wirkung, ihres guten Eindringens in die Haut und besonderer spezifischer Eigenschaften für die in diesem Buch genannten Indikationen besonders interessant sind.

Vorsichtsmaßnahmen

Siehe „sich vor Allergien schützen“ Seite 71
Im Anhang findet sich eine Auswahl an pflanzlichen Basisölen sowie an wertvollen Ölen mit besonderen spezifischen Eigenschaften.

Meine besondere Empfehlung: Öl von Oliven, Sonnenblumen, Süßmandeln, Kokosnüssen, Rosen, Heckenrosen, Calophyllum-Öl, sowie Jojobaöl und Sheabutter.

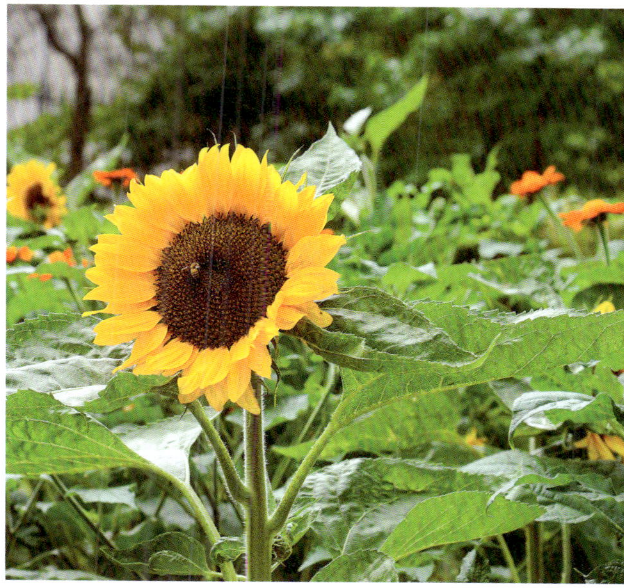

Sonnenblumenöl ist ein guter Träger für Ölmazerate (siehe Seite 36).

Calendula-Öl (Ringelblume) und Macadamiaöl wirken Wunder bei trockener Haut (Seite 110).

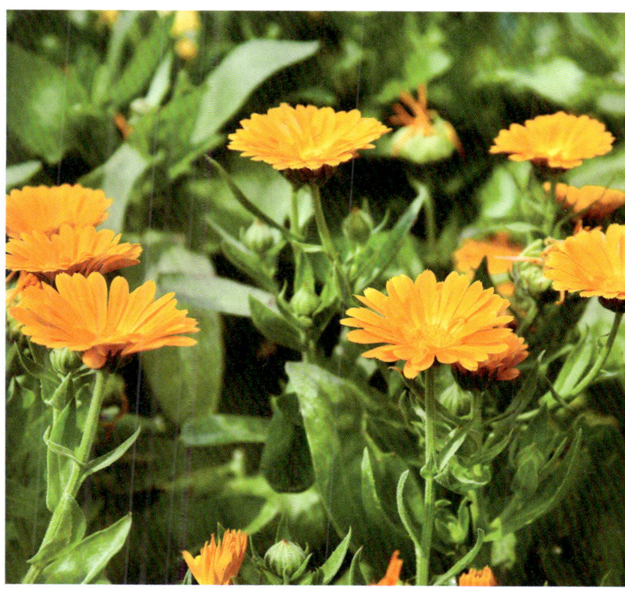

Öl-Mazerate

Definition und Eigenschaften

Als Mazerat wird der Auszug von Heilkräutern in Pflanzenöl bezeichnet. Die fettlöslichen (lipophilen) Teile der Pflanzen werden im Öl gelöst, was deren Einwirkung auf die Haut begünstigt. Wirkstoffe sind z.B. aromatische Zusammensetzungen, Sterole, Stanole, Pigmente und Tannine mit antioxidativen Eigenschaften.

Anwendung

Öl-Mazerate können unverändert, d.h. pur zur Massage angewendet werden; sie lassen sich aber auch ganz einfach zu Salbe verarbeiten oder dienen als Ölphase für die Komposition von komplexeren Salben genau wie jedes andere Öl.

Das richtige Öl zur Herstellung von Pflanzenauszügen

Sonnenblumenöl, Sojaöl und Macadamiaöl sind nicht nur nährend und lindernd, sondern auch reichhaltig und werden sehr gut von der Haut absorbiert, ohne Fettrückstände auf der Haut zu hinterlassen. Weil sie auch ein diskretes, angenehmes Aroma entfalten, eignen sie sich perfekt für die Zubereitung von Massageölen (z.B. für die Muskeln).
Olivenöl ist sehr gut haltbar, fühlt sich dagegen aber eher fett an. Es eignet sich hervorragend als universelle Basis zur Herstellung von Mazeraten, die zur lokalen Anwendung (z.B. Gelenkmassage) verwendet werden. Teurer, aber auch reicher an unverseifbaren Anteilen ist das Avocadoöl, das anstelle von Olivenöl z.B. für Mazerate zur Pflege von sensibler und spröder Haut oder zur Wundheilung verwendet werden kann (Ringelblume, Kamille…).

Aufbewahrung

Öle sollten vor Hitze geschützt bei Raumtemperatur in einer gut schließenden, dunklen Glasflasche aufbewahrt werden.

Kaufempfehlung

Man kann fertige Mazerate im Handel kaufen (Bioladen, Kräuterhandlung, Internet und Läden mit Naturprodukten). Als Inhaltsstoffe sollten möglichst nur das Pflanzenöl, die mazerierte Pflanze (generell mit lateinischem Namen gefolgt von „Extrakt") und eventuell Vitamin E oder ein anderes natürliches Konservierungsmittel angegeben sein. Ein Parfumstoff ist unnötig.
Für die Hautpflege können eigene Mazerate zubereitet werden, wenn man frische Pflanzen zur Verfügung hat. Es gibt zwei Methoden: Die schnelle, heiße Methode, bei der aber die Inhaltsstoffe möglicherweise leicht verändert werden, und die kalte Methode, die mit den Inhaltsstoffen besonders schonend umgeht, dafür aber mehrere Wochen dauert. Letztere wird auf Seite 36 beschrieben.
Die selbst hergestellten Mazerate können zur Herstellung wasserfreier Salben verwendet werden. Dagegen sollte man wasser- oder hydrolathaltige Präparate nicht benutzen, denn die Pflanzen können Mikroorganismen enthalten, die sich in Anwesenheit von Wasser vermehren können, wodurch das Präparat verkeimt und verdorben würde. In diesen Fällen ist es besser, ein Fertigmazerat zu kaufen, das mikrobiologischen Kontrollen unterworfen ist.
Im Anhang ist eine Auswahl von Mazeraten (Seite 110) zusammengestellt.

Meine Empfehlung: Mazerate von Arnika, Ringelblume, Beinwell, Lavendel und Johanniskraut.

Hydrolate

Definition und Eigenschaften

Durch Destillation von wässrigen Pflanzenauszügen im Destillierapparat erhält man ein wässriges Konzentrat (Hydrolat) mit bestimmten Eigenschaften der destillierten Pflanzen. Dieses Hydrolat kann z.B. Entzündungen lindern oder einen milden antiseptischen Effekt ausüben.

Anwendung

Hydrolate sind eine ausgezeichnete Alternative zu Wasser bei der Zubereitung von Cremes, Gelen oder Lotionen, da sie sehr rein und bei guter Aufbewahrung sogar steril sind. Man benutzt sie auch als Lotion zur Hautreinigung, z.B. bei Wunden vor dem Auftragen einer Salbe.

Aufbewahrung

Ein paar Monate in einer gut verschlossenen Flasche, am besten im Kühlschrank.

Kaufempfehlung

Ein Hydrolat darf keinen weiteren Zusatzstoff enthalten. Auf dem Etikett soll nur der lateinische Name der Pflanze und „aqua“ oder „Wasser“ stehen. Im Anhang (Seite 112 ff.) ist eine Auswahl an Hydrolaten aufgeführt.

Meine Empfehlung: Rosenhydrolat (= Rosenwasser, vielseitig anwendbar) und Lavendelhydrolat (beruhigend und heilend).

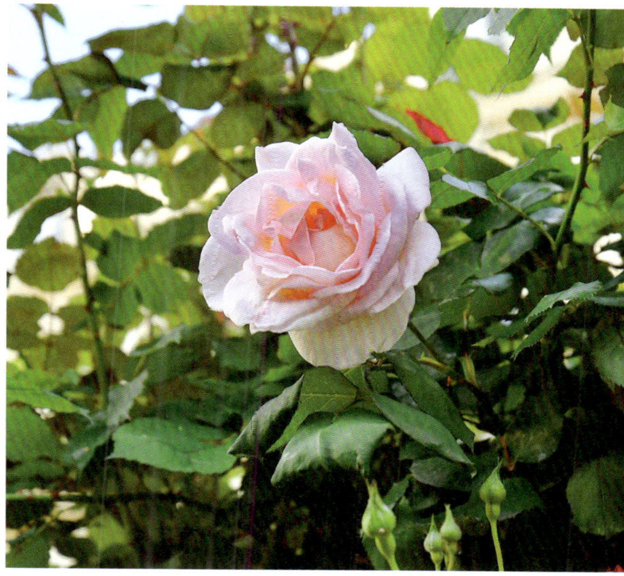

Rosenwasser (Rosen-Hydrolat) wird zur Herstellung der Kühlcreme (galenische Wachssalbe) verwendet.

Zubereitung der selbstgemachten Lotion

Der wässrige Anteil einer Salbe oder eines Gels kann auch in Form einer selbstgemachten Lotion zugeführt werden, d.h. durch einen Pflanzenaufguss (Blätter, Blüten) oder eine Abkochung (Wurzel, Rinde) ersetzt werden. So lässt sich z.B. ein Gel (Seite 72) mit einem erkalteten Pfefferminz- oder einem Lavendelaufguss zubereiten. Das ist eine preiswerte und sehr natürliche Methode. Jedoch sind die Teekräuter Träger von Mikroorganismen (im Gegensatz zu den Hydrolaten, die durch Destillation gewonnen werden). Diese „Mikroben“ sind selten pathogen, aber ihre Anwesenheit ist ungünstig bei Präparaten, die Wasser enthalten (Creme, Milch, Gel). Deshalb sollte man sie stets im Kühlschrank aufbewahren.

Ätherische Öle

Definition und Eigenschaften

Ätherische Öle sind aromatische Pflanzenextrakte, die durch Destillation oder – seltener – durch Extraktion mit einem Lösungsmittel gewonnen werden. Dazu gehören auch die Essenzen (ätherische Öle) der Zitrusfrüchte, die durch kalte Pressung hergestellt werden. In diesen Extrakten sind flüchtige Substanzen konzentriert, vor allem Terpene und Terpenderivate, sowie sekundäre Phenole und Phenolderivate. Jedes ätherische Öl besteht aus einer Mischung verschiedener Moleküle, manchmal aus mehreren Dutzend. Die Gesamtheit der Inhaltsstoffe verleiht ihnen starke therapeutische Eigenschaften. Viele wirken antimikrobiell, manche mehr als andere. Sie können außerdem entzündungshemmend, schmerzstillend (analgetisch), durchblutungsfördernd und entspannend, krampflösend (spasmolytisch) und/oder gegen Insekten etc. wirksam sein. Nicht selten verfügen sie über ein vielseitiges Wirkungsspektrum und vereinen mehrere dieser Eigenschaften in sich. Das ist ein großer Vorteil gegenüber konventionellen Arzneimitteln.

Ein weiterer großer Vorteil der ätherischen Öle ist ihre breitgefächerte antibiotische Wirksamkeit (gegen Bakterien, Viren und Pilze) und das Fehlen von Resistenzen im Vergleich zu den synthetischen Antibiotika und Fungiziden. Darum verlieren sie bei längerem Gebrauch nicht an Wirksamkeit (für die Resistenz gegen alle Inhaltsstoffe der ätherischen Öle müssten die Keime mehrere Mutationen durchlaufen).

Die Essenz der Zitrone wirkt antiseptisch (Seite 115).

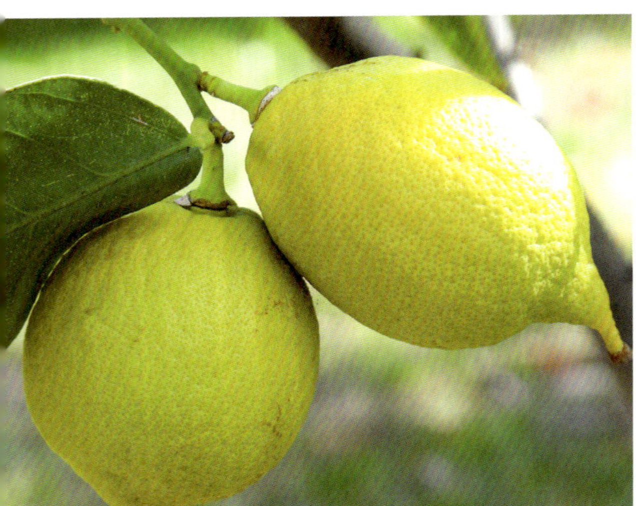

Mit Balsam die Essenzen aufschließen

Einige ätherische Öle werden mit Lösungsmitteln aus Harzen (Myrrhe, Benzoe) extrahiert und anschließend gereinigt. Sie waren bei den Apothekern im 19. und zu Anfang des 20. Jahrhunderts sehr begehrt. Man nannte sie oft Balsame (daher kommt der Ausdruck balsamisch). Kopahu oder Kopaiba-Balsam (*Copaifera officinalis*, entzündungshemmend und schmerzstillend), Tolubalsam (*Toluifera balsamum*, empfohlen gegen Husten und Bronchitis), Myrrhe (*Commiphora opobalsamum*), Perubalsam (*Myroxylon balsamum*).

Der wegen seiner Wundheilung sehr geschätzte Perubalsam ist in Pflanzenöl unlöslich. Darum muss er in Alkohol gelöst werden, bevor er in Präparate eingearbeitet wird, wie z.B. bei der Urtinktur-Salbe (Seite 32). Tolu- und Perubalsam können Allergien auslösen, darum sollte man vor der Anwendung einen Toleranztest auf der Haut durchführen (siehe S. 71).

Anwendung

Ätherische Öle werden sehr selten in reiner Form angewendet, zum einen aufgrund ihrer starken Wirkung und zum anderen wegen der möglichen Toxizität mancher Produkte. Sie lassen sich aber gut mit fetten Grundstoffen mischen, die das Eindringen in die Haut erleichtern.

Aufbewahrung

In einer gut verschlossenen Flasche können sie bei Raumtemperatur mehrere Jahre aufbewahrt werden.

Kaufempfehlung

Auf einem korrekten Etikett sollte stehen „Ätherisches Öl" und nicht „Extrakt" oder eine andere Bezeichnung (Aromakonzentrat, Parfümöl o.ä.). Außerdem muss genannt werden: Der allgemeine Name der Pflanze, der komplette wissenschaftliche (lateinische) Name, der Teil der destillierten Pflanze (z.B. Blatt, Zweig, Rinde, Holz, Wurzel, Frucht, Blüte, Kern, Same…), der Herkunftsort, eventuell der Chemotyp (wichtig bei Thymian und Rosmarin) und schließlich das Haltbarkeitsdatum. Der Vermerk „100% natürlich" ist eine Information ohne Qualitätsgarantie. Nur ein Biosiegel und das Logo mit dem grünen Blatt, EG-Ökozeichen, garantieren die Kontrolle durch eine unabhängige Instanz.

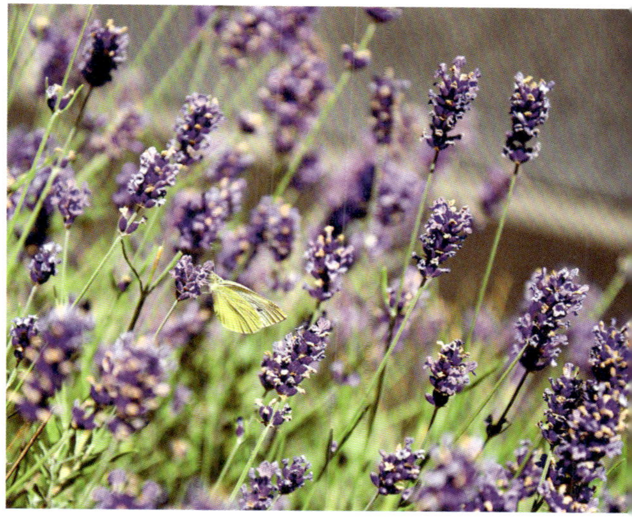

Das vielseitige ätherische Lavendelöl ist obendrein ein ausgezeichnetes Konservierungsmittel (Seite 35).

Ein vielseitig wirkendes ätherisches Öl: der Echte Lavendel

Das ätherische Lavendelöl eignet sich zum Reinigen von Wunden, gleichzeitig ist es schmerzlindernd und beeinflusst die Wundheilung günstig. Außerdem wirkt sein feines Aroma wohltuend beim Einatmen.

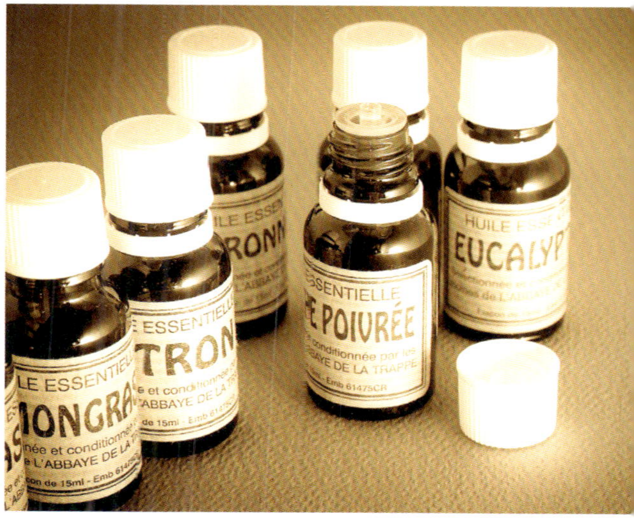

Allgemeine Kontraindikationen

Die ätherischen Öle sind hochkonzentrierte, starke Wirkstoffe, deren Inhaltsstoffe echte pharmakologische Reaktionen hervorrufen. Daraus folgt, dass sie nicht ohne toxische Nebenwirkung sind und dass sie entsprechend mit Vorsicht angewendet werden müssen (siehe Kasten). Manche verlangen besondere Maßnahmen, die von Fall zu Fall noch genannt werden.

Im Anhang befindet sich eine Liste mit weiteren ätherischen Ölen (Seite 112 ff.)

Meine Empfehlung: Ätherische Öle von Kopahu (Kopaiba-Balsam), Estragon, Geranium, Wacholder, Echtem Lavendel, Bitterorange (Petitgrain bigarade), Niaouli (*Melaleuca quinquenervia*), Kampfer, und Teebaum.

Allgemeine Vorsichtsregeln beim Gebrauch von ätherischen Ölen

- Nicht unverdünnt auf Haut oder Schleimhaut auftragen (nur in Einzelfällen lokal ein oder zwei Tropfen)
- Keine ätherischen Öle anwenden: während der Schwangerschaft (vor allem nicht in den ersten drei Monaten), der Stillzeit, bei Säuglingen und Kindern unter fünf Jahren; manche Öle sollten sogar erst ab zehn Jahren und nicht an gesundheitlich geschwächte Personen verabreicht werden. (Für Katzen auch nur die für Katzen bestimmten Präparate)
- Manche ätherischen Öle sind photosensibilisierend (Zitrusfrüchte, Sellerie), auch bei internem Gebrauch. Daher für 24 Stunden nach der Anwendung direkte Sonnenstrahlung meiden.
- Nicht länger als einen Monat das gleiche ätherische Öl verwenden. Eine Pause machen oder zu einem anderen gleichwertigen ätherischen Öl wechseln.
- Manche ätherischen Öle sind hormonell wirksam (Phytoöstrogene). Diese nicht über einen längeren Zeitraum, während der Schwangerschaft, bei hormonellen Störungen oder hormonabhängigen Krebserkrankungen (Eierstock, Brust, Uterus, Prostata) benutzen. Das gilt z.B. für die ätherischen Öle von Zeder, Zypresse und Muskatellersalbei.
- Manche ätherischen Öle (z.B. Rainfarn und Speik-Lavendel) enthalten neurotoxisch und abtreibend wirkende Ketone und sind daher bei Schwangeren, Kindern unter 10 Jahren und nervenschwachen Personen ausdrücklich kontraindiziert.

Urtinkturen und selbstgemachte alkoholische Auszüge

Definition und Eigenschaften

Die Urtinktur ist eine standardisierte und wässrig-alkoholische Tinktur, die nach der Vorschrift des (Europäischen) Arzneibuchs hergestellt ist und in erster Linie zur Herstellung von homöopathischen Präparaten dient (Ausgangstinktur für die Verdünnungen). Zahlreiche Urtinkturen sind aber auch interessant für die Phytotherapie. Zum Beispiel wirkt die Lavendel-Urtinktur beruhigend und desinfizierend, die Calendula-Urtinktur lindert Entzündungen und fördert Wundheilungen. Für die Hautpflege kann man die Urtinkturen durch andere im Handel erhältliche Tinkturen oder durch selbstgemachte Alkoholauszüge[3] ersetzen.

In diesem Buch wird „Urtinktur" immer für ein Handelspräparat und „Alkoholauszug" für die selbstgemachten Auszüge (Tinkturen) benutzt.

Anwendung

Eine Urtinktur oder ein alkoholischer Auszug kann mit bestimmten Präparaten gemischt werden, in die sie ihre spezifischen Eigenschaften einbringt und die Haltbarkeit verbessert (siehe Seite 25/26). Man kann sie auch mit dem wässrigen Anteil der Emulsionen und Gele vermischen und als Einreibelotion oder zur Wunddesinfektion anwenden (Wundklee, Klette, Ringelblume, Lavendel etc.). Andere Tinkturen (aus Schafgarbe, Arnika, Spitzwegerich etc.) können in Verbindung mit einer Kompresse auf schmerzhafte Stellen gelegt werden.

Für den Schwedenkräuter-Fan

Das Schwedenkräuterelixir, ein altüberliefertes Rezept, ist ein alkoholischer Auszug von mehreren Dutzend Kräutern. Von seinen Anhängern als Allheilmittel geschätzt, wirkt es bei äußerlicher Anwendung durchblutungsfördernd, muskelentspannend, beruhigend und schmerzlindernd (Gelenke). Nach dem Rezept auf Seite 40 lässt sich eine wohltuende Salbe aus diesem Elixier herstellen.

Aufbewahrung

Urtinkturen sind in einer gut verschlossenen, dunklen Glasflasche mehrere Jahre haltbar.

Kaufempfehlung

Die nach dem Arzneibuch hergestellten homöopathischen Urtinkturen haben den Status eines Arzneimittels. Man kauft sie in der Apotheke. Die Auswahl ist wegen der gesetzlichen Vorschriften beschränkt. Ein breites Angebot von Tinkturen, die nach der gleichen Methode hergestellt sind, wird in Kräuterläden und im Internet angeboten. Wegen der Vorschriften erhalten sie oft den Status „Nahrungsergänzungsmittel", können aber auf der Haut angewendet werden. Im Anhang ist eine Auswahl von Urtinkturen und anderen Tinkturen aufgeführt.

Meine Empfehlung: Urtinkturen von Arnika, Calendula, Lavendel, Benzoe

Arnika-Urtinktur fördert die Wundheilung und ist entzündungshemmend.

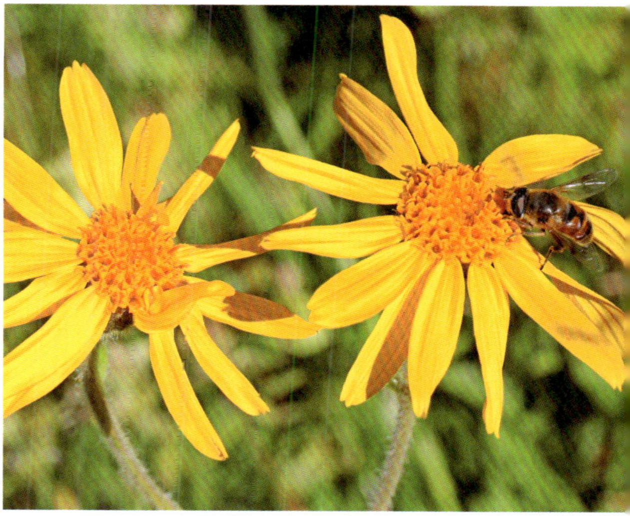

[3] In der Phytotherapie als „Alkoholauszug" oder „Tinktur" bezeichnet.

Aloe-Gel

Definition und Eigenschaften

Dieses Gel wird aus dem Fruchtfleisch von Aloe Vera (*Aloe barbadensis*) gewonnen und besteht hauptsächlich aus Polysacchariden, komplexen Zuckern, die in Gegenwart von Wasser gelieren; daher seine Textur und die filmbildenden Eigenschaften. Das Wasser, das es enthält, ist nicht inert (unbeteiligt an den Reaktionen), sondern angereichert mit Vitaminen, einfachen Zuckern, Mineralsalzen, Aminosäuren, Enzymen, organischen Säuren, Antioxydantien und speziellen Wirkstoffen (Salizylsäure, Saponine, Lektine...).
Dank dieses günstigen Zusammenwirkens stimuliert das Aloe-Gel die Wundheilung und die Zellerneuerung. Es wirkt beruhigend (entzündungshemmend, juckreizstillend), blutstillend, antiseptisch (mäßige Wirkung, aber mit breitem Spektrum), adstringierend, als Haut-Peeling und ist feuchtigkeitsspendend. Es wird besonders bei gereizter Haut empfohlen. Außerdem passt es als Ergänzung perfekt zu pflanzlichen Ölen und verbessert die Aufnahme durch die Haut.

Das Aloe-Gel ist sehr praktisch, um in akuten Situationen schnell ein Mittel zur Hand zu haben.

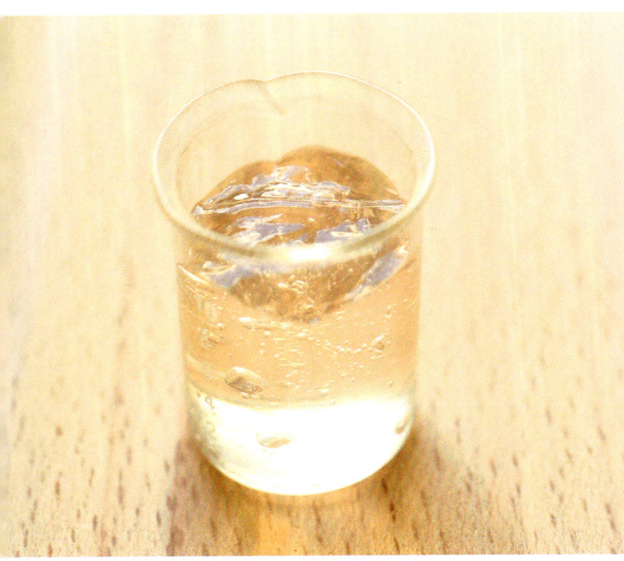

Aufbewahrung

Mehrere Monate bei Raumtemperatur

Anwendung

Vor der Anwendung frisch zubereitet ist Aloe-Gel ausgezeichnet, um in akuten Situationen schnell ein Mittel zur Hand zu haben. Es emulgiert gut mit Öl, auch bei komplexen Zubereitungen (siehe Basis Nr. 10, Seite 64)

Einkaufsempfehlung

Für die Zubereitung von Hauptpflegemitteln sind „kosmetische" Gele, die durch einen natürlichen Zusatz stabilisiert sind, zu empfehlen. Es gibt sie in Tuben oder Pumpflaschen. Doch aufgepasst: die reinen Gele (mit mehr als 98%) sollten nicht mit abgeleiteten Produkten (Kosmetik-Cremes auf Aloe-Basis) verwechselt werden. Die reinen Gele in guter Qualität geben obligatorisch als erste Zutat *Aloe barbadensis* an. Im Idealfall wählt man ein Produkt, das als „*Aloe barbadensis leaf juice*" oder „*Aloe barbadensis whole leaf juice*" deklariert ist. Der Zusatz „juice" garantiert, dass frischer Saft und nicht getrocknetes Mark verwendet wurde.

Mein Lieblingsprodukt: Natur-Aloe-Gel, hergestellt aus frischem andalusischem Aloe-Saft, mit einem Minimum an Zusatzstoffen (empfohlen besonders für empfindliche, reizbare Haut, für Ekzeme oder Psoriasis).

[4)] Als Fachgeschäfte gelten Läden oder Websites, die sich auf Zutaten und Ausrüstungen für die Herstellung von Kosmetika und Hausmitteln spezialisiert haben (siehe Adressen am Ende des Buches).

[4a)] Die Gemmotherapie ist eine Therapieform, die vor allem in Frankreich bekannt ist. Die Gemmotherapie (Gemma = lat. die Knospe) macht das „Lebendigste" der Pflanzen als Heil- und Regenerationskraft für den Menschen nutzbar.

Verschiedene Zutaten

Zinkoxid

Wegen seiner schützenden und antiseptischen Eigenschaft ist dieser mineralische Wirkstoff seit Jahrhunderten in der Dermatologie geschätzt. Er ist hauptsächlich bei gereizter Haut angezeigt, besonders zur Pflege des wunden Baby-Popos (Erythem). In der Hautkosmetik ist Zinkoxid unbedenklich und als gemahlenes Pulver (die mehlartigen Partikel dringen nicht in die Haut ein) nicht reizend. Es ist als Bio-Kosmetikmittel anerkannt und in Apotheken erhältlich.

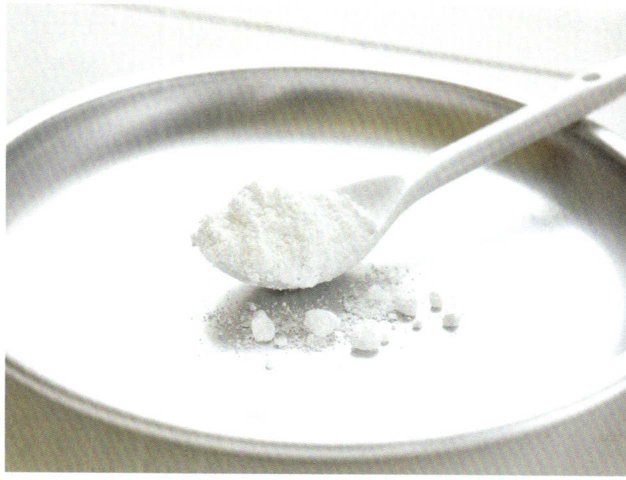

Zinkoxid ist in der Biokosmetik erlaubt.

Glycerin

Dieser Fettalkohol kommt in allen lebenden Strukturen natürlich vor. Glycerin wirkt schützend, lindernd und hat ausgezeichnete wasserbindende Eigenschaften, wenn ein Gehalt von 20% in der Zubereitung nicht überschritten wird. Bei höherer Konzentration kann es einen austrocknenden Effekt haben (Osmose). Es mischt sich gleich gut mit Wasser und Öl und macht die Konsistenz der Präparate stabil und geschmeidig. In manchen Fällen lässt es sich durch ein Hydroglycerin-Mazerat ersetzen (siehe unten). Man findet es in Spezialgeschäften und in manchen Bioläden (pflanzliches Glycerin), in Apotheken und Drogerien (Glycerin meist tierischer Herkunft).

Konzentriertes Hydroglycerin-Mazerat (Gemmo-Therapie) [4a)]

Wer sich in der Gemmo-Therapie auskennt und entsprechende Produkte verwendet, kann einige davon auch in Verbindung mit Glycerin-Präparaten einsetzen (bis zu 25% der Glycerinfraktion). Das ist interessant, um die Eigenschaften bestimmter Pflanzen zu nutzen, die nicht in anderer Form für Balsame zur Verfügung stehen. Gemmoprodukte sind in Bio- und Naturkostläden sowie in Kräuterläden zu finden.

- Esskastanie, Gingko, rotes Weinlaub, Zitrone: Für durchblutungsfördernde Salben,
- Ulme, Apfelbaum: Zur Pflege von entzündeter, gereizter und kranker Haut.

Rosmarinextrakt, extrahiert mit überkritischem CO_2 (flüssigem Kohlendioxyd unter hohen Druck), ist ein hervorragendes Konservierungsmittel.

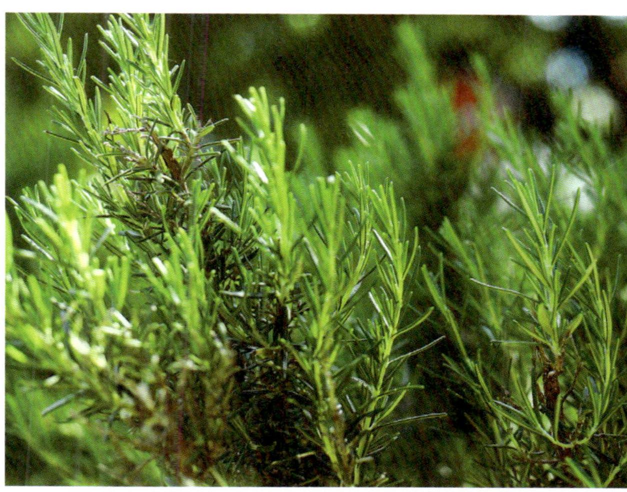

CO_2-Extrakte

Bei diesem relativ neuen Extraktionsverfahren wird Kohlendioxid als Lösungsmittel benutzt, das unter bestimmten Temperatur- und Druckbedingungen quasiflüssig ist. Damit ist es möglich, konzentrierte pflanzliche Auszüge mit vielen Wirkstoffen wie Fettsäuren, Polyphenolen und/oder aromatischen Inhaltsstoffen besonders schonend zu extrahieren. Die Extrakte sind im Fachhandel erhältlich.

- **Sanddorn-Extrakt**, hergestellt mit überkritischem CO_2: Das aus den Samen gewonnene Öl, das Palmitoleinsäure (natürlicher Bestandteil der Haut) enthält, wirkt lindernd und regenerierend. Durch die Extrahierung ist es angereichert mit antioxidativen und entzündungshemmenden Substanzen, die sich im Fruchtfleisch befinden. Dieser Extrakt ist daher besonders nützlich, um die Wundheilung zu fördern, Pigmentflecken zu bleichen und Verbrennungen oder Ekzeme zu behandeln.
- **Ringelblumen** (*Calendula*) werden mit überkritischem CO_2 auf besonders schonende Art extrahiert, wodurch die Wirkstoffe der Pflanze weitgehend erhalten bleiben und ihre beruhigende und heilende Wirkung besonders gut entfalten.
- **Arnika**, mit CO_2 extrahiert, hilft bei allen Stoßverletzungen.
- **Granatapfel**, mit CO_2 extrahiert, enthält wie CO_2-extrahierter Sanddorn Antioxidantien und wertvolle Fettsäuren wie die Alpha-Punicinsäure, ein seltener Wirkstoff mit stark entzündungshemmenden Eigenschaften. Der Extrakt wirkt gleichzeitig wundheilend, regenerierend und beruhigend.
- **Rosmarin**, mit CO_2 extrahiert, wirkt stark antioxidativ und wird zur Konservierung ungesättigter Öle (siehe unten) verwendet. Er hat darüber hinaus belebende und hautstraffende Eigenschaften.

Andere Pflanzenextrakte

Nach unterschiedlichen Verfahren extrahiert tragen sie die spezifischen Eigenschaften der Pflanzen, aus denen sie gewonnen wurden, und sind im Fachhandel erhältlich.

- **Gurke**: Der Glyzerinauszug wird als kosmetischer Wirkstoff verkauft und wirkt lindernd bei trockener und sensibler Haut.
- **Tepezcohuite** (*Mimosa tenuiflora*)**:** abgeleitet vom aztekischen „tepus-cuahuitl“ und bekannt unter dem Namen „Baum der Haut“ oder „Hautbaum“. Die Rinde dieser Mimosenart bewährt sich bei Wunden, ganz besonders bei Verbrennungen. Mit dem Pulver kann man ein Hydroglycerin-Mazerat herstellen (Seite 33).
- **Indischer Wassernabel** (*Centella asiatica*): Diese Pflanze ist wundheilend und entzündungshemmend und wird besonders bei sehr trockener und schuppender Haut, bei Ekzem und Psoriasis empfohlen. Sie ist als Urtinktur erhältlich. Mit einem Hydroglyzerin-Mazerat des Pulvers aber kann man den feuchtigkeitsspendenden Effekt erhöhen (wie bei Tépezcohuite).

Kataplasma* mit Tépezcohuite

Eine Verbrennung ist nicht vorhersehbar, und es kann schwierig sein, im rechten Augenblick ein selbst hergestelltes Hydroglyzerin-Mazerat zur Verfügung zu haben, da die Zubereitung zwei bis drei Wochen dauert. Im Notfall kann man darum folgenden Breiumschlag (Wickel, Kataplasma) zubereiten: Zwei Teelöffel Tepezcohuite-Pulver mit zwei Esslöffel grüner Tonerde (Heilerde) mischen und ein bisschen Wasser zufügen, um eine glatte Paste zu erhalten. Die Zubereitung auf die verletzte Stelle auftragen und nach 30 Minuten abspülen. Wenn nötig, Vorgang an weiteren Tagen wiederholen.

Zusatzstoffe (texturbildende Mittel, Lösungsmittel)

Sie unterstützen die Wirkstoffe. Durch die verdickenden und stabilisierenden Eigenschaften kann die Konsistenz von Salben je nach Konzentration des Zusatzstoffes eher kompakt oder eher flüssig eingestellt werden.

- **Bienenwachs**: Das Grundmaterial der Bienenwaben ist ein idealer Verdickungsstoff und Stabilisator für Pflanzenöle. Seit Jahrhunderten ist es die Basis für Wachssalben. Durch die filmbildende Eigenschaft entsteht eine Schutzschicht auf der Haut, welche die Feuchtigkeit zurückhält. Bienenwachs hat auch antimikrobielle und desinfizierende Eigenschaften. Es gibt gereinigtes weißes Wachs und gelbes Wachs, das dem Präparat einen bernsteinfarbenen Ton gibt.
- **Reiswachs, Olivenwachs:** Sie haben verdickende und filmbildende Eigenschaften. Bei gleicher Dosierung geben sie den Präparaten eine cremigere Konsistenz als Bienenwachs und sind weniger kompakt. Darüber hinaus sind sie 100% pflanzlich und für Veganer geeignet.
- **Guarkernmehl**: Dieses Verdickungsmittel pflanzlicher Herkunft wird häufig in der Küche verwendet. Durch Vermischen mit Wasser oder einer anderen Flüssigkeit (Pflanzenaufguss, Hydrolat) entsteht ein sehr angenehmes, eindringendes und feuchtigkeitsspendendes Basisgel. Durch den Zusatz von Grapefruitkernextrakt wird es gut haltbar (siehe unten). Man findet es in Fachgeschäften und in Bioläden in der Abteilung für Backzutaten.
- **Xanthan (Gummi):** Hat ähnliche Eigenschaften wie Guarkernmehl und lässt sich leichter mit Wasser anrühren, ohne Klümpchenbildung. Aber als biotechnisches Produkt ist es nicht wirklich natürlich (es wird aus nicht genmanipulierten Bakterien hergestellt), jedoch in Lebensmitteln nicht gefährlich. Xanthan-Gel verträgt sich nicht mit Grapefruitkernextrakt, das deshalb als Konservierungsmittel ungeeignet ist. Man erhält es in Fachgeschäften und in manchen Lebensmittelabteilungen.
- **Äthylalkohol (Äthanol)**: In diesem Buch wird er als Lösungsmittel für die selbst hergestellten Tinkturen verwendet (Pflanzen-Mazerate). Wegen der Alkoholbesteuerung ist reiner, 60, 70 oder 90%iger Alkohol nicht im Getränkehandel, aber in Apotheken erhältlich (dort teuer!). 60%-iger Alkohol ist für selbsthergestellte Tinkturen ideal). Wenn die Beschaffung schwierig ist, kann man sich mit 40%-igem Schnaps behelfen.
  In Apotheken ist auch 96%-iger reiner Alkohol erhältlich, der mit destilliertem Wasser auf 60% Alkoholgehalt verdünnt werden kann (50 ml destilliertes Wasser mit 100 ml 96%-igem Alkohol mischen). Im Internet wird 96%iger Alkohol als „Primasprit" oder „Weingeist" deutlich preiswerter angeboten.

Konservierungsmittel

Aufgrund ihrer antimikrobiellen und/oder antioxidativen Eigenschaften können sie die Qualität der Präparate aufrechterhalten und ihre

Weißes und gelbes Bienenwachs

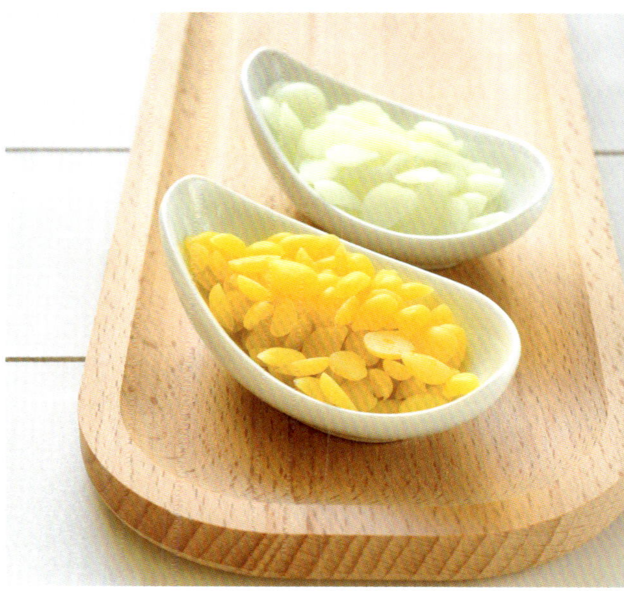

Haltbarkeit verlängern. Die meisten natürlichen Konservierungsmittel sind gleichzeitig nützliche Wirkstoffe für die Haut.

- **Vitamin E (Antioxidationsmittel)**: Für die ungesättigten Pflanzenöle, die leicht oxidieren (ranzig werden), ist Vitamin E ein sehr gutes Konservierungsmittel. Im Handel werden mit Vitamin E angereicherte Ölkapseln (meist Weizenkeimöl) als Nahrungsergänzungsmittel angeboten (Kapsel mit 10 ml). Durch deren Zugabe kann sich die Textur verändern, deshalb ist es besser, eine konzentrierte Vitamin-E-Lösung zu verwenden. In Fachgeschäften für Kosmetik oder im Internethandel erhält man „Vitamin-E-Konzentrat" (Dosierung: 1 Tropfen auf 10 ml Ölphase).
- **Rosmarin-Extrakt (Antioxidatives und antimikrobielles Konservierungsmittel)**: Als CO_2-Extrakt besitzt er antioxidative, antimikrobielle und entzündungshemmende Eigenschaften. Er ist sowohl ein ausgezeichnetes Konservierungsmittel als auch ein Wirkstoff. Schon in Konzentrationen ab 0,1% wirkt er und kann unbedenklich bis auf 0,5% dosiert werden. Er duftet sehr angenehm. In den Rezepturen wird er „CO_2-Rosmarin" genannt (erhältlich in Spezialgeschäften oder im Internethandel).
- **Echtes ätherisches Lavendelöl (antimikrobielles Konservierungsmittel)**: Bekannt für seine Vielseitigkeit, seinen angenehmen Duft und seine antiseptische Breitbandwirkung ist es ein antimikrobielles Konservierungsmittel mit beachtlichen antioxidativen Eigenschaften. Eine noch höhere antimikrobielle Wirkung entfaltet es in einer Mischung mit anderen Ölen (siehe nebenstehenden Kasten). Das ätherische Öl ist in Apotheken, in Kräuterläden und Spezialgeschäften bzw. im Internethandel erhältlich.
- **Grapefruitkernextrakt (antimikrobielles Konservierungsmittel)**: Dieser Hydroglycerinextrakt, manchmal auch als natürliches Antibiotikum bezeichnet, wirkt vor allem als antimikrobielles Mittel und verlängert die Haltbarkeit von wasserhaltigen Produkten. Handelsübliche Lösungen enthalten im Schnitt 30% Extrakt und müssen als Konservierungsmittel 2 bis 3%-ig dosiert werden (4 bis 6 Tropfen auf 10 ml). In der Kosmetik gibt es auch einen 75%-igen Extrakt. Er wird ungefähr 1%-ig dosiert (zwei Tropfen auf 10 ml). Man findet diese beiden Produkttypen in der Abteilung für Nahrungsergänzungsmittel (Standard-Extrakt), in Spezialgeschäften (konzentrierter Extrakt), in Bioläden oder im Internethandel.
- **Propolis-Extrakt (antimikrobielles Konservierungsmittel):** Bekannt für seine stark antimikrobiellen Eigenschaften stimuliert Propolis den Heilungsprozess und wirkt entzündungshemmend und beruhigend. Wie Rosmarin ist er gleichzeitig Wirkstoff und Konservierungsmittel. Als solchen dosiert man 10%-igen Propolis-Extrakt 1%-ig, das sind 2 Tropfen auf 10 ml Präparat. Man findet ihn in der Abteilung für Nahrungsergänzungsmittel, in Spezialgeschäften oder in Bioläden.
- **Leucidal, antimikrobielles Konservierungsmittel):** Leucidal® ist ein natürliches Lactobazillus-Fermentationsprodukt (aus einer nicht pathogenen Bakterie *Leuconostoc kimchii* synthetisiert) und ein gutes Konservierungsmittel für Präparate, die viel Wasser enthalten. Es wirkt nicht reizend, ist a priori ungiftig und für die Biokosmetik zugelassen. Man verwendet es in Reinigungsmilch für Babys, für die ätherische Öle kontraindiziert sind. Man findet das Mittel in Fachgeschäften oder im Internethandel.

Eine Haus-Mischung zur Konservierung

Zahlreiche wissenschaftliche Veröffentlichungen bezeugen die antimikrobiellen und antioxidativen Eigenschaften der ätherischen Öle. Durch Mischen von sechs verschiedenen Ölen lässt sich ein starkes, vielseitig wirkendes Konservierungsmittel selbst zubereiten. Rezeptur und Zubereitung sind auf Seite 34 zu finden.

Fertige Salbengrundlagen

Vielleicht möchten Sie mit ätherischen Ölen ein Problem lösen und eine individuelle Behandlung durchführen, aber ohne die Zeit für die Herstellung einer hausgemachten Salbengrundlage aufzuwenden. Die nachfolgende Auswahl an käuflichen natürlichen Salbengrundlagen macht es möglich, recht schnell Mittel von guter Qualität und mit einer ausgezeichneten Hautverträglichkeit herzustellen. Natürlich empfehlen wir Produkte mit Bio-Label (EcoCert, Demeter, Eco Control, frei Bio NaTrue, Certified Natural Cosmetics, BDIH Kontrollierte Naturkosmetik u.a.) zu wählen.

Stabilisiertes Aloe-Gel und pflanzliche Butter

Das sind ausgezeichnete Ausgangsstoffe für die schnelle Herstellung von nicht fetten Gelen, von Fettbalsamen oder einer Mischung aus beiden.

Sortiment von neutralen Grundlagen

In Frankreich bietet die Ladenkette „Nature & Decouvertes“, die auch einen deutschen Ableger plant, ein komplettes Sortiment von natürlichen Grundstoffen mit Biokosmetik Label an, darunter eine Körpermilch, eine Körpercreme, ein Regenerierungsgel mit Aloe und eine Gesichtspflegecreme. Diese Grundstoffe sind speziell dafür konzipiert, dass man die ätherischen Öle seiner Wahl leicht einarbeiten kann. Sie passen perfekt zu den vorgeschlagenen Rezepten in diesem Buch. Die neutrale Gesichtscreme im 50 ml-Gefäß eignet sich als universelle Basis für im Folgenden vorgeschlagenen Pflegemittel.

Salben aus der Apotheke

In Apotheken gibt es nur eine beschränkte Salbenauswahl zu kaufen. Zu empfehlen ist die Calendula-Creme von Weleda.

Weiterhin empfehlen wir Boiron Ringelblumencreme im Topf (nicht in der Tube), Weleda Ringelblumencreme oder Weleda Baby-Balsam als Wind- und Wetterschutz mit Ringelblume. Sicherlich gibt es noch viele andere neutrale Cremes für sehr trockene oder sehr empfindliche Haut, sowie pharmazeutische neutrale Basen („Grundlagen für nach ärztlicher Vorschrift zubereitete Präparate“). Leider basieren fast alle von ihnen auf chemischen Zutaten, trotz des guten Rufes, „sauber” zu sein.

Mineralöle: Gute Gründe sie zu meiden

Die meisten konventionellen Kosmetika und pharmazeutischen Salben und Balsame verwenden heute Erdölprodukte (Paraffin und Vaseline), die auf dem Etikett als Mineralöl, Paraffinum liquidum und Petrolatum etc. gekennzeichnet sind. Es handelt sich um sehr preiswerte Zutaten, die nicht biologisch abbaubar sind und deren industrielle Produktion umweltbelastend ist. Für Biokosmetik-Produkte ist ihr Einsatz verboten und ihre Anwesenheit in einer Zubereitung ist nie ein Zeichen für gute Qualität. Außer ihrer filmbildenden Eigenschaft haben sie für die Haut keine Bedeutung. Offizielle Stellen behaupten, dass sie weder reizen, allergen oder kanzerogen sind. Durch eine neuere Studie an Kaninchen [5] werden jedoch der nichtreizende Charakter und die Unschädlichkeit der Chemieprodukte zunehmend in Frage gestellt; Risiken können von den kanzerogenen Verunreinigungen (aromatische Kohlenwasserstoffe) und den gesättigten Kohlenwasserstoffen [6] (möglicherweise Ursache für hormonelle Störungen) ausgehen. Studien zeigen ebenso, dass die starke Filmbildung die Funktion der Epidermis stören kann und dass die Haut durch den fehlenden Schutz leichter austrocknet.

---

[5] Chandra S.A., Peterson R.A., Melich D., Merrill C.M., Bailey D., Mellon-Kusibab K., Adler R., “Dermal irritation of petrolatum in rabbits but not in mice, rats or minipigs”, J. Appl. Toxicol., 2014, Aug., 34(8): 857-61.

[6] Niederer M., Stebler T., Grob K., “Mineral oil and synthetic hydrocarbons in cosmetic lip products”, Int. J. Cosmet. Sci., 2016, Apr, 38(2): 194-200.

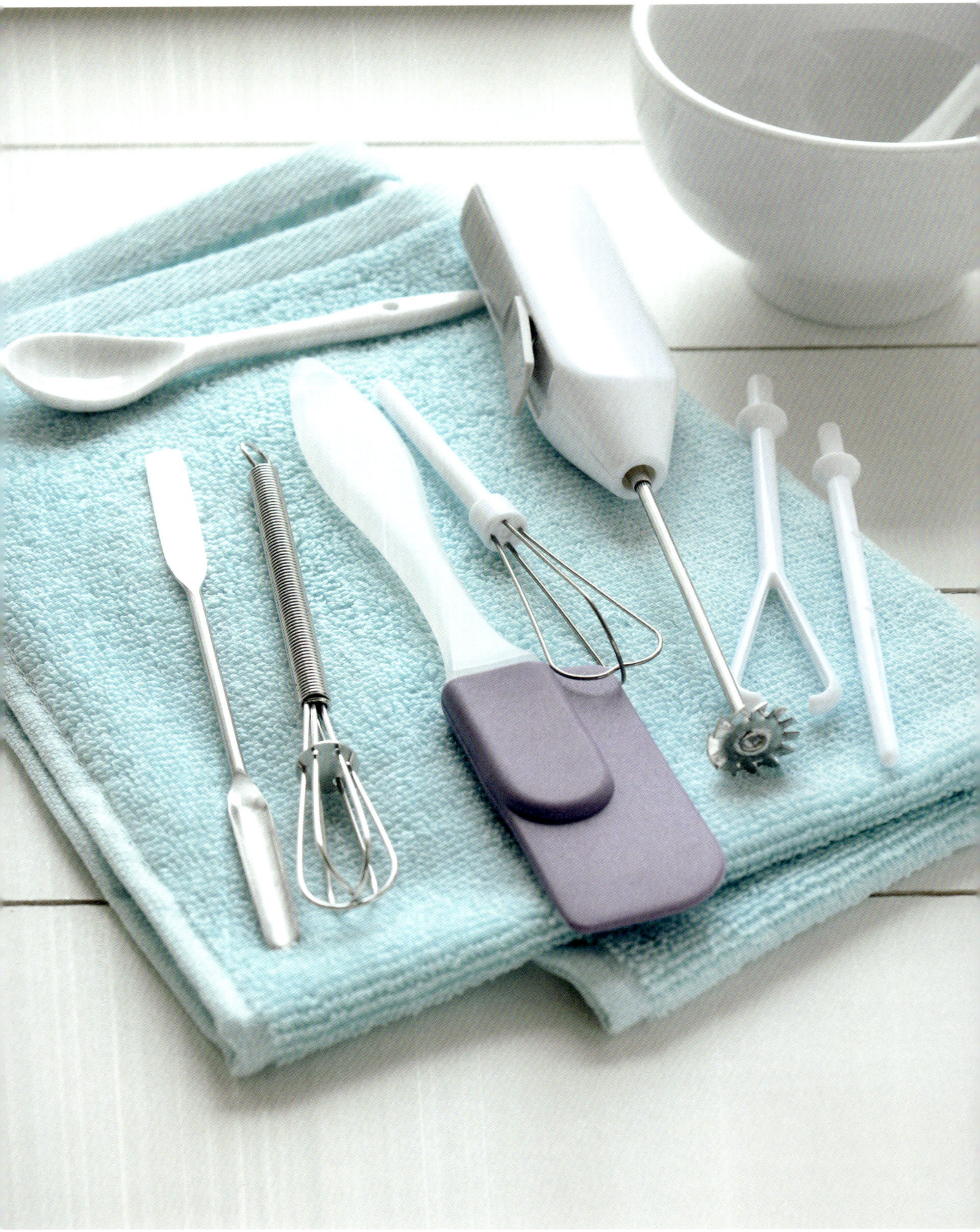

Gute Herstellungspraxis

In diesem Buch werden individuell abgestimmte Salbengrundlagen beschrieben, die die wohltuende Wirkung der Pflanzen und ätherischen Öle beinhalten, um alltägliche gesundheitliche Beschwerden zu lindern.
Für jede Rezeptur können Sie die von Ihnen bevorzugte Grundlage wählen, je nachdem, ob Sie ein Gel, eine dicke Creme oder eine Emulsion bevorzugen. Natürlich sind einige Hilfsstoffe aus pharmakokinetischen* Gründen für eine bestimmte Anwendung besser geeignet als andere; darauf wird von Fall zu Fall hingewiesen. Nach dem gleichen Rezept können Sie auch ein (schnell anzurührendes) Expressmittel für gelegentlich auftretende Probleme (akute Fälle) herstellen. In der Tabelle auf S. 104 - 105 sind diese Rezepturen zusammengefasst, so dass Sie das richtige Mittel bei Bedarf schnell zur Hand haben.

Die Ausrüstung

Der überwiegende Teil der Ausrüstung besteht aus Utensilien, die in der Küche oder in einer Konditorei verwendet werden. Für genaue Mengenmessungen und um Ihre Produkte unter besten Bedingungen herzustellen, ist eine relativ geringe Anfangsinvestition erforderlich.

Für die Salbenherstellung

- Ein Kochtopf von mindestens 20 cm Durchmesser (groß genug für das Wasserbad),
- Eine Schale aus Edelstahl, dickem Porzellan oder hitzebeständigem Glas (Pyrex oder Jenaer Glas),
- Ein hitzebeständiger Handschuh oder ein sehr sauberer Topflappen oder eine Holzzange aus dem Chemielabor,
- Ein Reagenzglas oder ein Messzylinder (50 bis 100 ml) mit einer Skalengenauigkeit von 1 ml,
- Eine elektronische Küchenwaage (Genauigkeit 1 g) oder besser noch eine Feinwaage (Genauigkeit 0,1 g)
- Ein kleiner Schneebesen aus Edelstahl, am besten ein batteriebetriebener Quirl, wie er speziell für Kosmetik verwendet wird,
- Ein Silikon-Teigschaber oder ein Kunststoff-Spatel für die Kosmetik
- Ein Trichter
- Einmalspritzbeutel zum Abfüllen der Salben in Tuben
- Kaffee- und Suppenlöffel aus Edelstahl
- Tropfpipetten aus Kunststoff (vor allem für die Vitamin-E-Dosierung)
- Eventuell 5 bis 6 Schälchen, um die abgewogenen Zutaten zur anschließenden Salbenherstellung bereitzustellen
- Mehrere Gefäße: 50 ml-Dosen (ideal aus farbigem Glas), Fläschchen aus flexiblem Material, Fläschchen oder Airless-Flaschen (100 ml)
- Etiketten, Tesafilm, Filzstift zum Beschriften
- Mittelgroßer Trichter, um Milch oder Gel in ein Fläschchen abzufüllen

Für die Mazerate

- Ein Glasbehälter ca. 150 ml
- Eine Schere, ein gutes Messer, eine Pflanzenschere
- Eine Mühle oder ein Mörser mit Stößel
- Ein Kaffeefilter und Filterpapier
- 50 ml oder 100 ml-Flaschen mit Verschluss, am besten aus dunkel gefärbtem Glas

Hygiene

Auch wenn die Küche kein Labor ist, kann man bei sorgfältigem Arbeiten Pflegeprodukte von ausgezeichneter keimfreier Qualität herstellen. Als Vorsichtsmaßnahme sollte keine Präparate herstellen, wer an einer infektiösen Krankheit leidet (Schnupfen, Bronchitis, Magen- Darm- und Blaseninfektion). Bei jeder Zubereitung ist mit Nennung der Hygienestufe das Kontaminationsrisiko angegeben.

Hygienestufe + (bei wasserfreier Zubereitung, für schnelle oder vereinfachte Rezepturen)

Um das Risiko der mikrobiellen Entwicklung von vornherein zu verhindern, wird Folgendes empfohlen:

- Hände und Fingernägel gut reinigen
- Das Haltbarkeitsdatum der Zutaten beachten
- In sauberer Umgebung arbeiten, Abstand halten von jedem schmutzigen Objekt (Spültuch oder Schwamm sind wahre Mikrobenquellen).
- Sorgfältig gewaschene Utensilien und Gefäße mit einem sehr sauberen Geschirrtuch (gebügelt) oder Küchenpapier trocknen.

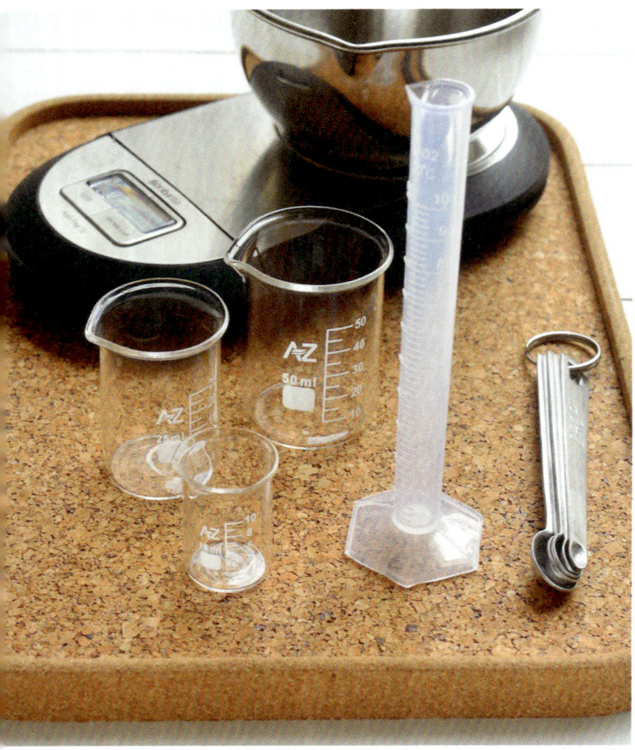

Hygienestufe ++ (für wasserhaltige Rezepturen und/oder für Säuglinge bestimmte Präparate)

Hier muss man besonders steril arbeiten:

- Hände und Fingernägel sorgfältig reinigen, eventuell anschließend ein Handdesinfektionsmittel benutzen
- Das Haltbarkeitsdatum der Zutaten beachten
- In sauberer Umgebung arbeiten, Abstand halten von allen schmutzigen Objekten
- Die Arbeitsfläche mit 70%-igem denaturiertem Alkohol reinigen oder mit einem frisch gebügelten Baumwolltuch abdecken
- Material und Gefäße sterilisieren: Utensilien sorgfältig waschen und abtropfen lassen. Einen großen Topf mit Wasser füllen und erhitzen (bei kalkhaltigem Wasser ein bisschen Essig zufügen). In das kochende Wasser das hitzebeständige Material eintauchen und es 10 bis 15 Minuten köcheln lassen. Mit einer Pinzette herausholen, auf ein sehr sauberes, gebügeltes Tuch legen und an der Luft trocknen lassen. Plastikteile (Plastiktöpfe, Verschlüsse, Deckel), die nicht gekocht werden können, sorgfältig waschen, durch 70%-igen denaturierten Alkohol ziehen und den Alkohol an der Luft verdunsten lassen.

Tipp

Ein sterilisiertes Objekt darf nicht mehr neu in Berührung mit den Zutaten oder dem fertigen Produkt kommen, z.B. Löffel, Spatel, Schneebesen. Das Problem ist, dass man nicht immer weiß, wo man sie zwischendurch ablegen soll. Am Arbeitsplatz soll immer ein sterilisiertes oder mit Alkohol desinfiziertes kleines Tablett oder Schälchen als Ablage für die empfindlichen Teile stehen.

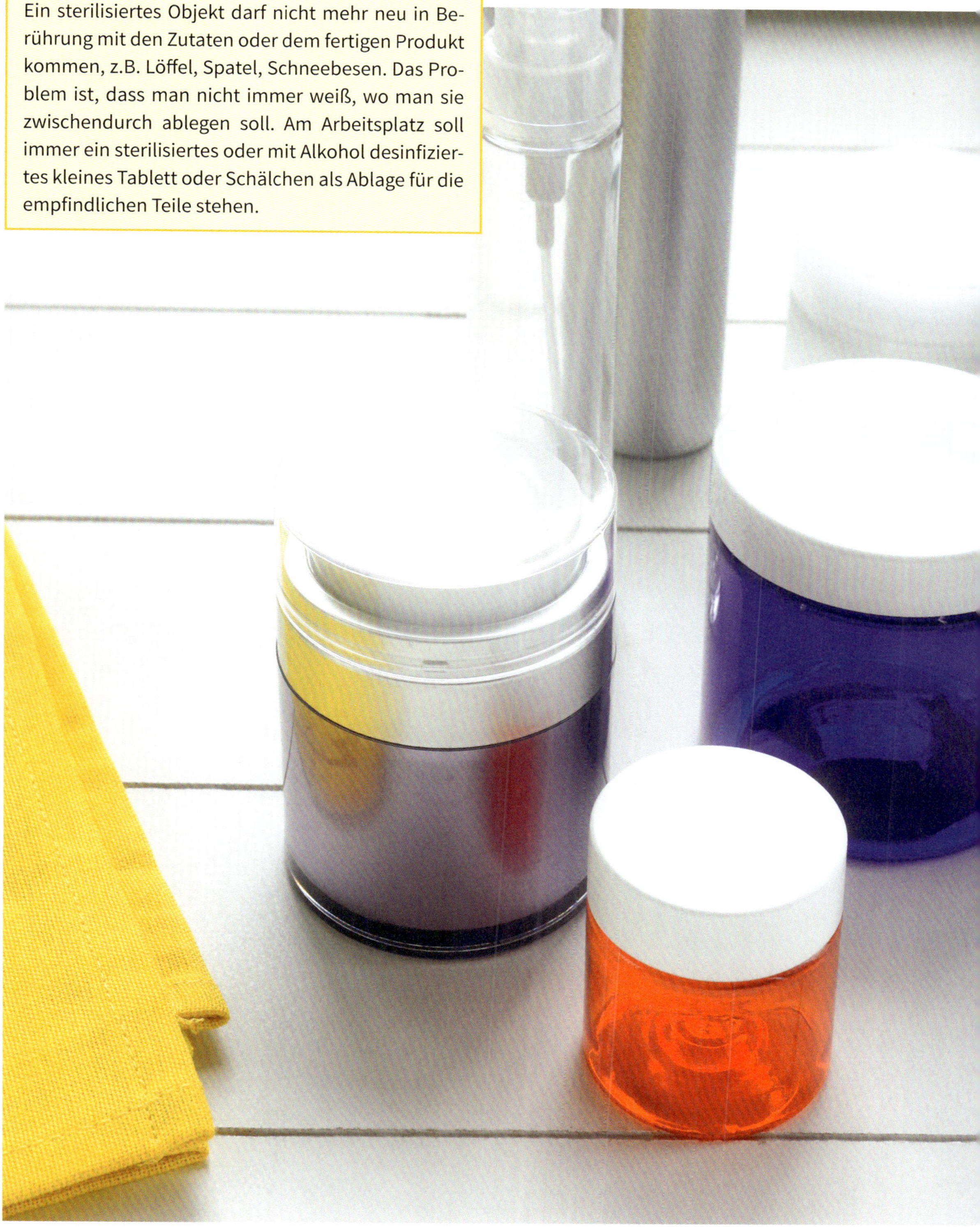

Aufbewahrung

Wie bei guten „Apothekern“ üblich, sollten die Heilmittel für einen optimalen Gebrauch gut verschlossen aufbewahrt und beschriftet werden.

Töpfchen, Flaschen und Airless-Spender

Salbentöpfchen mit Schraubdeckel sind praktisch für cremige und kompakte Präparate. Man sollte lichtundurchlässiges Material wählen (Glas oder Kunststoff). In Fachgeschäften findet sich eine ziemlich breite Auswahl. Pumpflaschen (mit 3 bis 4 mm Schlauchdurchmesser) sind für Lotionen und flüssige Emulsionen geeignet. Töpfchen und Airless-Dispenser benötigen mehr Platz als Tuben, sind aber sehr hygienisch im Gebrauch und leicht zu füllen. Sie eignen sich für flüssige bis cremige Präparate und schützen sie vor Luft und Schmutz.

> **Tipp**
>
> Behältnisse, z.B. Joghurtgläser oder kleine Weckgläser zur Wiederverwendung gut reinigen und vor dem Gebrauch mit 70%-igem denaturiertem Alkohol ausspülen. Es empfiehlt sich, lichtundurchlässige Gefäße zu nehmen.

Tuben

Die Salbentube ist zugleich praktisch für den Transport und hygienisch im Gebrauch, denn der Inhalt ist gut geschützt vor Außenkontakt. Aber das Befüllen der Tuben unter sterilen Bedingungen ist ziemlich kompliziert und zu Hause nicht durchführbar. Für cremige Salben (z.B. Urtinktursalbe oder Präparate, die mit der Basiscreme 4 und 6 hergestellt wurden) lassen sich Tuben verwenden, die für die Molekularküche bestimmt sind. Dafür werden Einmalspritzbeutel und eine Spezialpinzette zum Befüllen der Tuben benötigt. Man kann alles im Internet unter dem Stichwort „Kosmetikmaterial“ bestellen.

Beschriftung und Lagerung

Wenn Töpfchen, Flasche oder Tube gefüllt sind, sollte das Etikett mit Namen, Verwendungszweck, Herstellungsdatum und Zusammensetzung (abgekürzt) beschriftet werden. Man kann auch eine Code-Nummer darauf schreiben und in einem Heft oder digital detaillierte Informationen für dieses Präparat festhalten. Anschließend das Etikett mit Tesafilm überkleben als Schutz vor Schmutz und Feuchtigkeit. Wenn nicht be-

Das Kontaminationsrisiko beurteilen

Mikroorganismen brauchen zum Wachsen Wasser. Je wasserhaltiger ein Präparat ist, desto anfälliger ist es für eine mikrobielle Besiedlung, besonders, wenn es organische Nahrungsmittel (vor allem Zucker) und/oder mit Mikroorganismen verunreinigte Zutaten enthält (z.B. frische oder getrocknete Pflanzen).

- Hydrolate und gereinigtes bzw. destilliertes Wasser sind im Originalbehälter von Natur aus steril
- Urtinkturen und ätherische Öle sind steril und wirken antimikrobiell
- Pflanzenextrakte (Grapefruitkernextrakt, CO_2-Extrakte...) sind auch steril, müssen aber sorgsam in der gut verschlossenen Originalflasche aufbewahrt werden.
- Pulver (Zinkoxid, Guarkernmehl...), Wachse und Pflanzenöle begünstigen nur bei Anwesenheit von Wasser ein mikrobielles Wachstum.

Mikrobiell besonders anfällig sind die selbstgemachten Pflanzenpräparate, vor allem Kräutertees (Aufgüsse werden am besten durch Aufkochen geschützt). Für den Gebrauch ist es besser, die Präparate im Kühlschrank aufzubewahren und ein gutes antimikrobielles Konservierungsmittel zuzufügen (siehe Seite 26 und 35).

sonders darauf hingewiesen wird, können alle Präparate in diesem Buch mehrere Monate bei Raumtemperatur aufbewahrt werden (bei großer Hitze im Kühlschrank).

Selbst hergestellte Zutaten

Auf den folgenden Seiten werden Rezepten zum Selbermachen für Mischungen, Mazerate und andere alkoholische Auszüge vorgeschlagen. Damit lassen sich für wenig Geld Handelspräparate ersetzen.

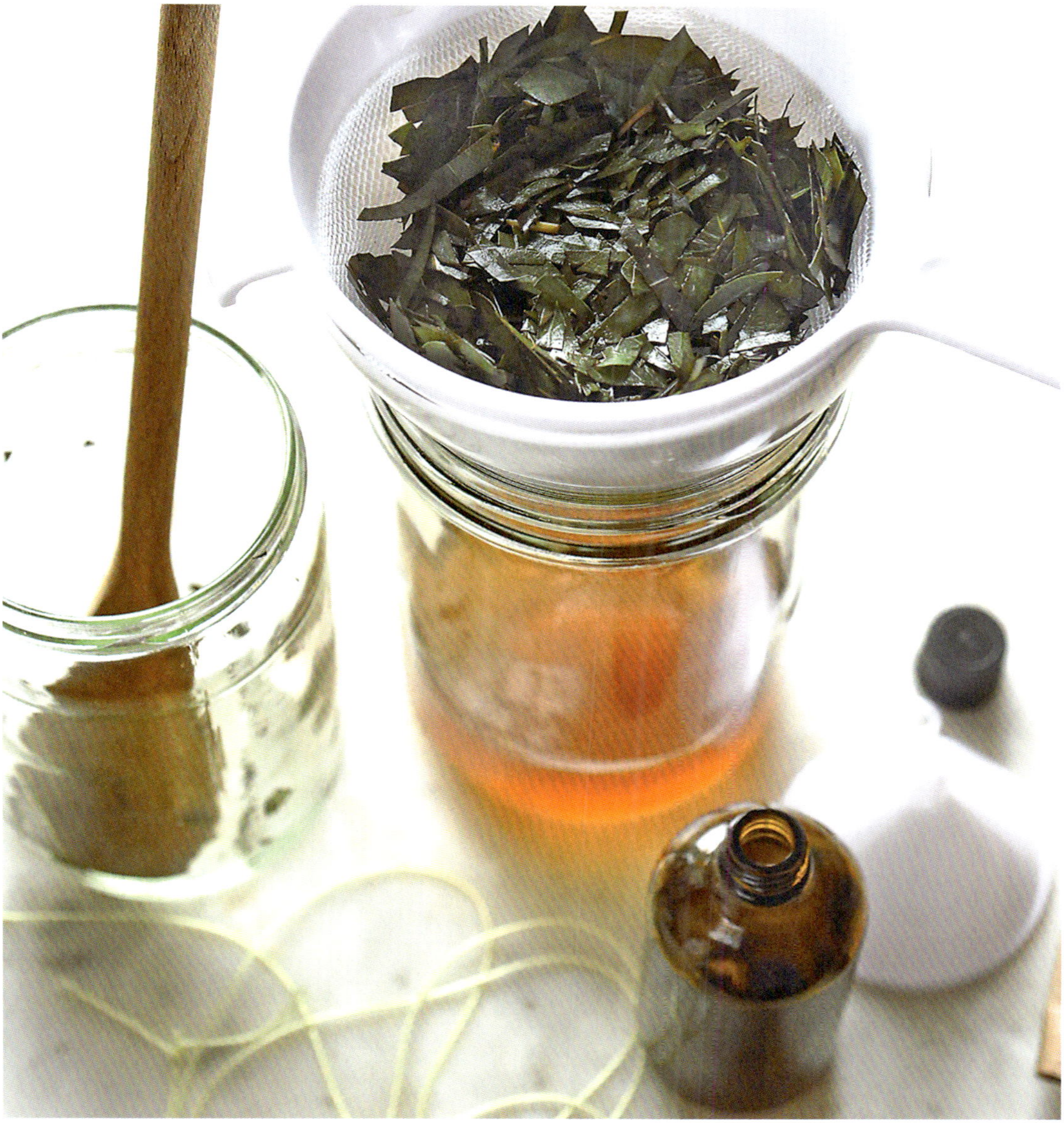

Komposition aus ätherischen Ölen

Schwierigkeitsgrad: leicht
Zeitaufwand: 10 Minuten
Haltbarkeit: 1 Jahr

Anwendung

(im Buch beschrieben) Wirkstoffe, die in eine neutrale Basis gegeben werden.

Weitere Verwendungsmöglichkeiten

Von Ausnahmen abgesehen werden die Kompositionen aus ätherischen Ölen niemals pur, sondern stets in einem Trägerstoff verdünnt angewendet (Öl, Alkohol, Neutralbase, Badewasser…)

Hygienegrad: +

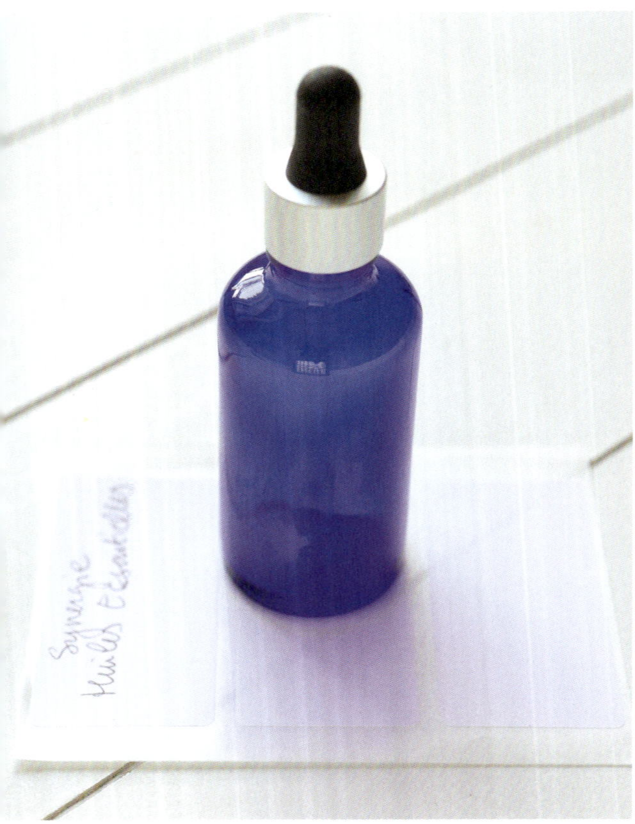

Zutaten (für 5 ml):

Insgesamt ca. 100 Tropfen ätherische Öle. Man hat die Wahl zwischen den in den Rezepturen genannten ätherischen Ölen und weiteren Ölen, die im Anhang Seite 98 ff.mit ihren Eigenschaften beschrieben werden.

Material:

Eine Tropfflasche aus dunklem Glas, ca. 10 ml Inhalt. (Gebrauchte Flaschen sehr gut reinigen, sorgfältig mit Alkohol ausspülen, mit klarem Wasser nachspülen und an der Luft trocknen lassen.)

Herstellung

1. In die Flasche 99 bzw. 100 Tropfen der gewählten ätherischen Öle geben (z.B. bei 3 ätherischen Ölen je 33 Tropfen, bei 4 ätherischen Ölen je 25 Tropfen, bei 5 ätherischen Ölen je 20 Tropfen)
2. Flasche deutlich beschriften (mit Verwendungszweck, Namen der ätherischen Öle, Herstellungsdatum)
3. Die gut verschlossene Flasche vor Licht und Hitze geschützt aufrecht stehend aufbewahren.

Tipp

Wenn bei einer so kleinen Flasche zu wenig Platz auf dem Etikett ist, eine Code-Nummer darauf schreiben und in einem Heft oder digital die genaue Zusammensetzung festhalten.

Ätherische Öle als Konservierungsmittel

Schwierigkeitsgrad: leicht
Zeitaufwand: 10 Minuten
Haltbarkeit: 1 Jahr

Anwendung

(im Buch beschrieben)**:** Antimikrobielles und antioxidatives Konservierungsmittel, das in 0,5 - 1%-iger Verdünnung den Präparaten zugesetzt wird.

Weitere Verwendungsmöglichkeit

Keine

Hygienegrad: +

Zutaten (für ca. 10 ml)

Je 30 Tropfen der folgenden ätherischen Öle:

- Thymian (*Thymus vulgaris, C.T. Thymol),*
- Teebaum (Blätter von *Melaleuca alternifolia),*
- Echter Lavendel (Blüten von *Lavandula angustifolia),*
- Bitterorange (Blätter und Zweige von *Citrus auranticum)*
- Zimt (*Cinnanomum ceylanicum,* Rinde),
- Rosmarin (*Rosmarinus officinalis, C.T. Cineol*, Zweige)

Aufbewahrung:

Eine Tropfflasche aus dunklem Glas, ca. 10 ml Inhalt. (Gebrauchte Flaschen sehr gut reinigen, sorgfältig mit Alkohol ausspülen, mit klarem Wasser nachspülen und an der Luft trocknen lassen.)

Herstellung

Zubereitung, wie auf Seite 34 beschrieben: In den Rezepten dieses Buches wird für die Dosierung jeweils eine Konzentration von 0,5 - 1,0% angegeben. Zur Orientierung: das sind 5 bis 10 Tropfen auf 50 ml bzw. 10 - 20 Tropfen auf 100 ml Grundlage. In dieser Konzentration birgt die Konservierungsmischung keine gesundheitliche Gefahr und verändert auch die Eigenschaften des Präparats nicht. Die Dosierungen der ätherischen Öle bei den Rezepten in diesem Buch sind so berechnet, dass im Hinblick auf das Konservierungsmittel kein Risiko einer Überdosierung besteht.

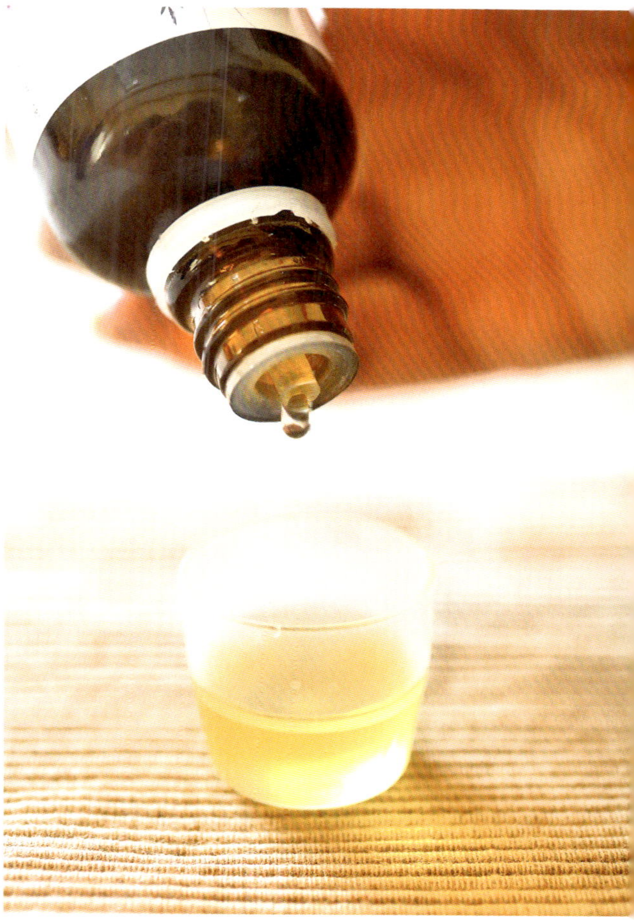

Ölige Auszüge (Öl-Mazerate) herstellen

Schwierigkeitsgrad: leicht
Zeitaufwand: 15 Minuten
Haltbarkeit: 6 Monate

Anwendung

(im Buch beschrieben): Ölphase der Balsame

Weitere Verwendungsmöglichkeit

als Massageöl (Funktion gemäß den Pflanzeneigenschaften)

Hygienegrad: +

Zutaten (für ca. 100 ml):

- 10 g Pflanze (eine Handvoll Blätter oder Blüten der zu extrahierenden Pflanzen bzw. ein gehäufter Esslöffel der Wurzel oder der Samen/Körner)
- 100 ml Olivenöl (oder ein anderes)
- 6 Tropfen konzentriertes Vitamin E (oder eventuell 6 Kapseln mit angereichertem Vitamin E).

Aufbewahrung und Hilfsmittel:

Ein transparentes Weckglas, 200 ml mit Deckel (für den Auszug), eine lichtundurchlässige 100 ml-Flasche mit Deckel, für die Aufbewahrung; Kraftpapier, sauberer Stoff oder Kaffeefilter.

Herstellung

1. **Bei Blüten, Blütenblättern und/oder Zutaten-Blättern** empfiehlt es sich, die Pflanzen mehrere Tage vor dem Mazerieren zu ernten und sie an der frischen Luft leicht trocknen zu lassen und zu entstielen. Das Trocknen dauert meist 2 bis 3 Tage: Das Pflanzenmaterial sollte einen guten Anteil Wasser verloren haben, darf aber nicht ausgetrocknet sein. Arnika, Königskerze, Lorbeer, Lavendel und Johanniskraut lässt man höchstens 24 Stunden trocknen.
   Wurzeln nach der Ernte sorgfältig säubern, waschen, trocknen und in Stücke schneiden. Auf einem Tablett oder Tuch ausbreiten und zwei bis drei Tage trocknen lassen.
   Trockene Körner/Samen einfach auf einem Tuch ausbreiten und kurz vor der Zubereitung mit einer Walze zerquetschen.
2. Die vorbereiteten Blüten und Blätter in das transparente Weckglas locker einschichten (nicht zu sehr pressen), Wurzeln und Samen nur bis zur Glasmitte einfüllen. Öl auf das Pflanzenmaterial gießen, das Glas verschließen und vorsichtig schütteln. Das Pflanzenmaterial muss ganz mit Öl bedeckt sein (falls erforderlich, noch etwas Öl nachgießen).
3. Das Glas in festes Papier einwickeln (oder Papiertüte), um das Öl vor Licht zu schützen (UV-Strahlen können manche Wirkstoffe verändern), zwei bis drei Wochen möglichst in der Sonnenwärme stehen lassen, täglich einmal schütteln. Danach den Inhalt sorgfältig durch ein Tuch oder einen Kaffeefilter filtrieren (kann lange dauern).
   Den Pflanzenrest gut ausdrücken, um das verbliebene Öl abzupressen. Das Mazerat in die lichtundurchlässige Flasche füllen, Vitamin E zugeben (ggf. Kapsel aufstechen) und gut vermischen. Flasche schließen und beschriften.

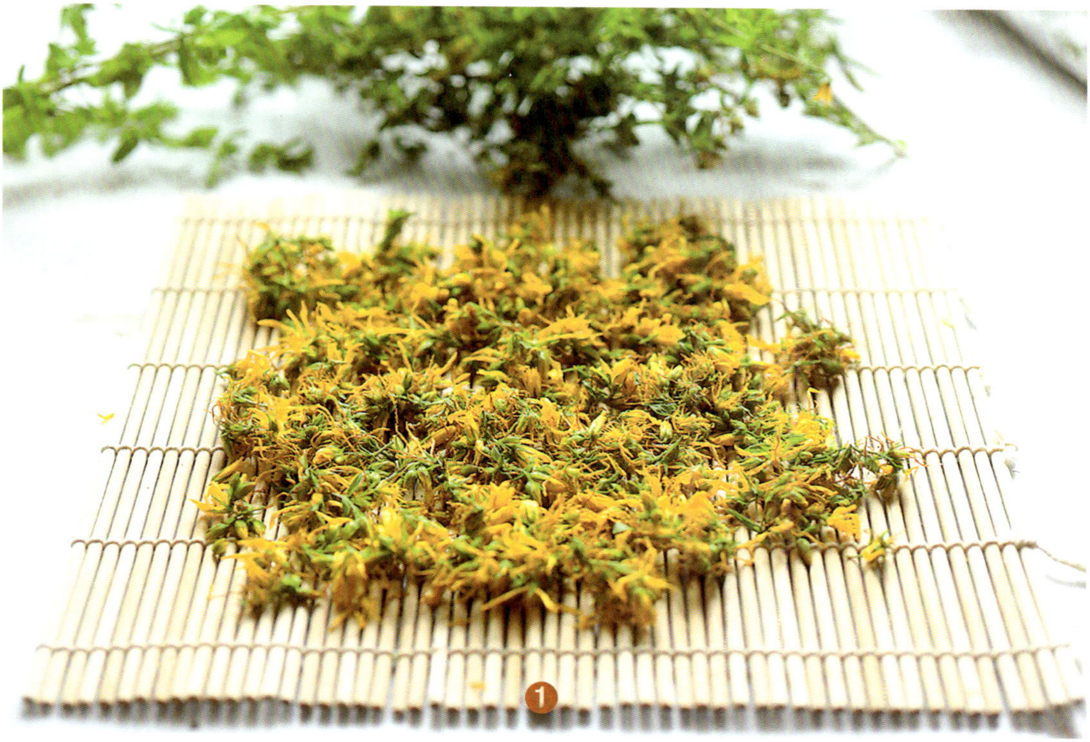
1

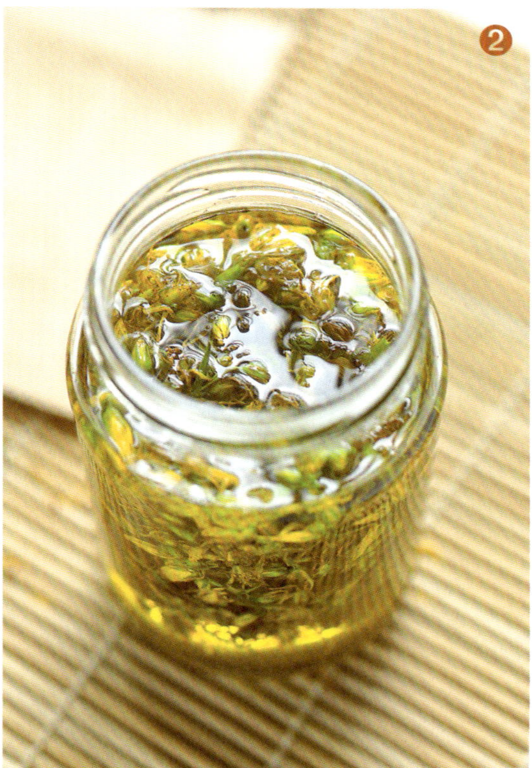
2

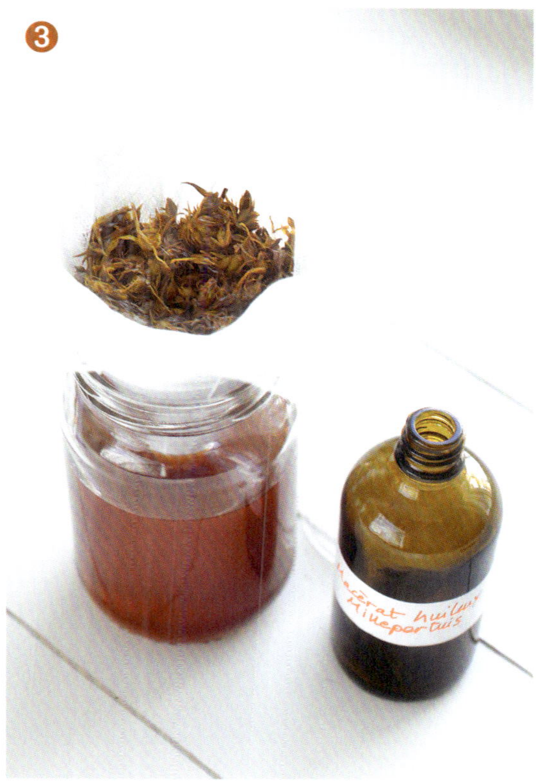
3
Millepertuis

Alkoholische Auszüge (Tinkturen) herstellen

Schwierigkeitsgrad: leicht
Zeitaufwand: 15 Minuten
Haltbarkeit: 3 Jahre

Anwendung

(im Buch beschrieben): Grundbestandteil der Urtinktursalbe (Seite 40)

Weitere Verwendungsmöglichkeit

Zum Einreiben oder als Salbe (Funktion gemäß den Pflanzeneigenschaften), zur Wunddesinfektion

Hygienegrad: +

Zutaten (für ca. 50 ml):

- 10 g frische Pflanze mit der gewünschten Eigenschaft,
- 60 ml 50%-iger Alkohol oder in Ermanglung dessen 40%-iges Obstwasser, Gin, Wodka...

Material:

- Ein 100 ml-Glas (möglichst lichtundurchlässig) mit Deckel
- Eine 50 ml-Glas (möglichst lichtundurchlässig) mit gut schließendem Stopfen
- Trichter
- Kaffeefilter oder sehr sauberes feines Tuch

Bemerkung

Für Calendula (Ringelblume), das reich an Harzen ist, sollte man 90%-igen, reinen, nicht denaturierten Alkohol verwenden (Apotheke).

Herstellung

1. Die Pflanzen ihrer Natur entsprechend mit Schere, Messer oder Gartenschere sehr klein schneiden. Zum Schluss grob mit der Mühle mahlen oder im Mörser (mit dem Stößel) zerreiben. 10 g davon abwiegen und in das Glas geben.
2. Alkohol hinzufügen und das Glas verschließen. Die ganze Pflanze muss bedeckt sein. Notfalls noch ein bisschen Alkohol zugeben.
3. Möglichst kühl 2 bis 3 Wochen stehen lassen (Keller oder unbeheizter Raum). Von Zeit zu Zeit schütteln (wenn möglich, einmal täglich).
4. Durch einen Kaffeefilter oder ein sauberes Tuch filtrieren. Die Flüssigkeit gut aus dem Pflanzenrest pressen, den Auszug in das lichtundurchlässige Glasgefäß füllen, gut verschließen und beschriften.

Tipp

Für alle Auszugspräparate (Alkoholauszug, Ölmazerat, Glyzerin-Mazerat) möglichst selbst geerntete oder frisch besorgte Pflanzen nehmen und selbst trocknen. Nur so ist sichergestellt, dass das Material nicht monatelang herumgelegen und einen Teil der Wirksamkeit verloren hat.

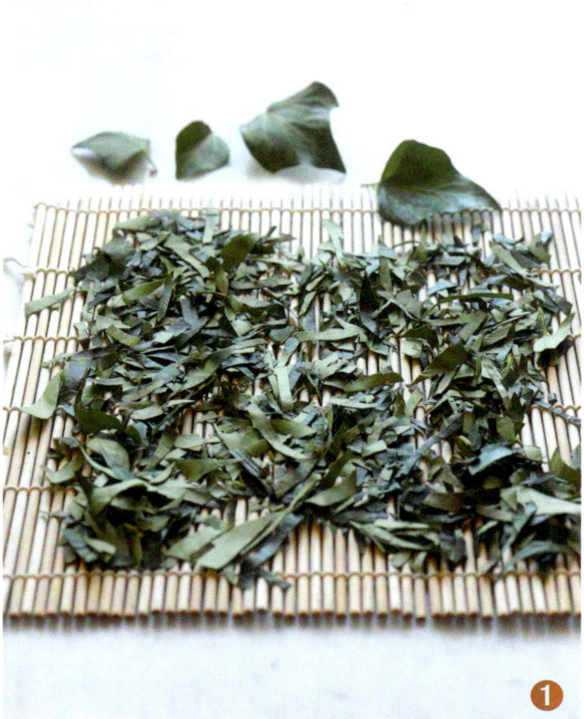
1

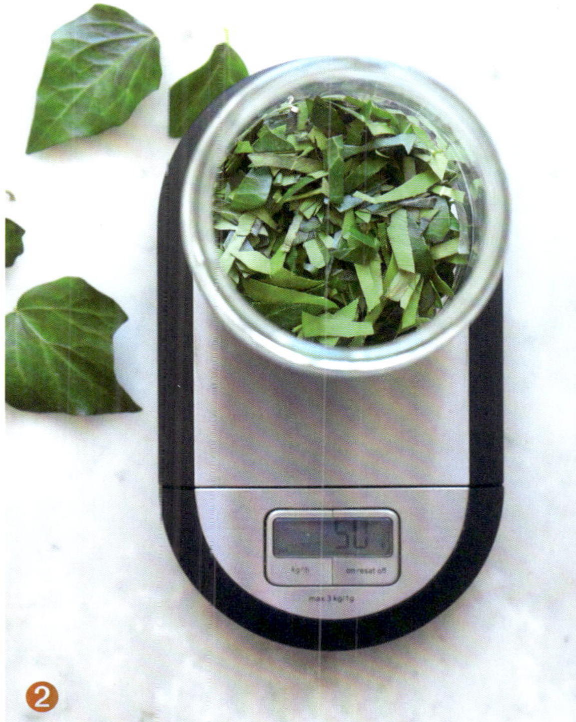
2

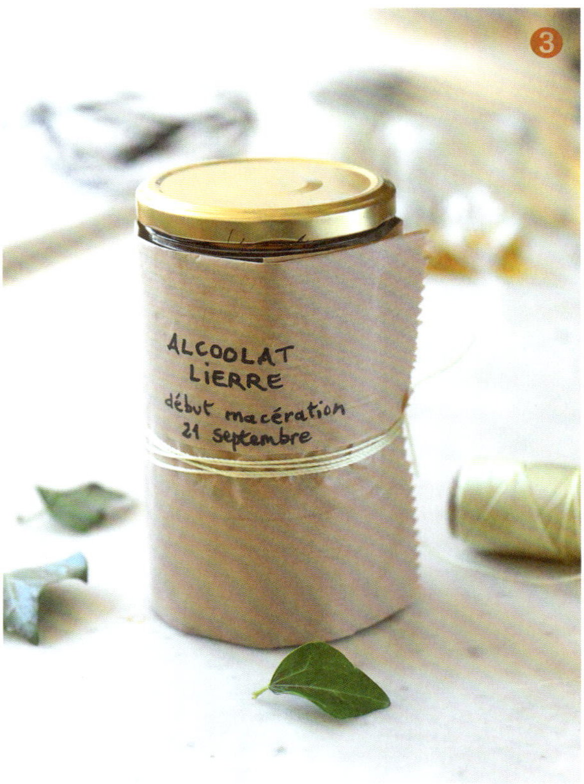
3
ALCOOLAT
LIERRE
début macération
21 septembre

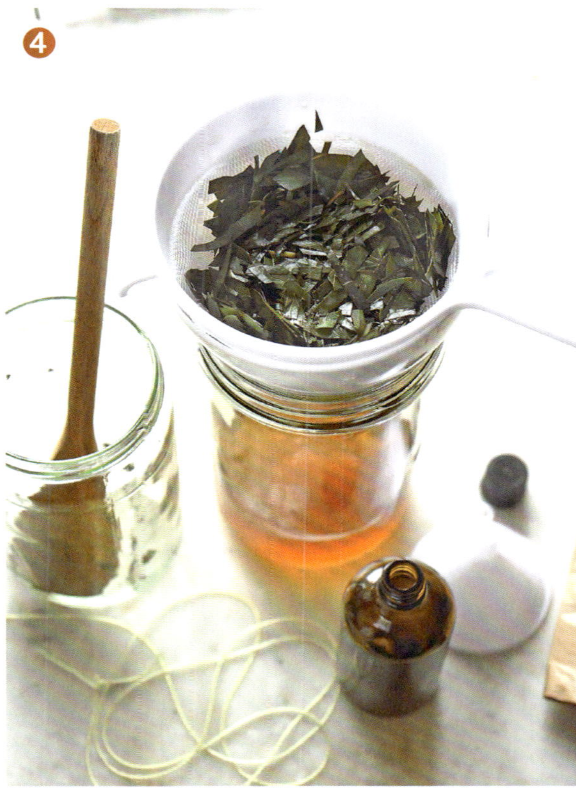
4

Salben mit Tinkturen herstellen

(mit Urtinktur oder selbst gemachten alkoholischen Auszügen)

Schwierigkeitsgrad: leicht
Zeitaufwand: 10 - 15 Minuten
Haltbarkeit: 6 Monate

Anwendung

(im Buch beschrieben): Als verstärkte Salbengrundlage, die mit ätherischem Öl (siehe Komposition der ätherischen Öle, Seite 35) oder mit einem pflanzlichen Ölauszug (siehe Rezept Seite 28 und nebenstehenden Tipp) angereichert werden kann.

Weitere Verwendungsmöglichkeiten

Als Pflege- oder Massagebalsam, dessen Eigenschaften und Wirkung der gewählten Urtinktur bzw. dem Alkoholauszug entsprechen.

Aussehen, Textur:

Konsistenz eines zähflüssigen Honigs, typisch für einen Balsam, ein bisschen fettig

Hygienegrad: +

Zutaten:

- 7 g Bienenwachs oder Reiswachs
- 37 g (40 ml) Olivenöl (oder pflanzliches Ölmazerat),
- 7,5 g (8 ml) wässrig-alkoholischer Auszug (Urtinktur, im Handel erhältliche Tinkturen oder selbst hergestellter Alkoholauszug von bestimmten Pflanzen).

Material:

- Topf und Schale für Wasserbad
- Schneebesen (oder Gabel)
- Salbentopf mit Deckel

Herstellung:

1. Im Wasserbad Bienen- oder Reiswachs im Öl oder Ölauszug schmelzen. Den Topf vom Feuer nehmen und den wässrig-alkoholischen Auszug dazugeben. Mit einem kleinen Schneebesen oder einer Gabel zur Emulsion verrühren.
2. Wenn die Masse beginnt, cremig zu werden, ggf. ätherisches Öl zur Konservierung zugeben und nicht länger rühren. Die Masse in den Salbentopf abfüllen, verschließen und beschriften.

Tipp

Mit diesem Rezept lassen sich ganz persönliche Pflegemittel herstellen, die 100% natürlich und 100% selbstgemacht sind. Man kann das Bienenwachs direkt beim Imker kaufen und Alkoholauszüge und Ölmazerate von selbstgepflückten Pflanzen herstellen. Pflanzen wählen, die sich ergänzen: z.B. Lavendel-Alkoholauszug und Calendula-Mazerat für einen beruhigenden und lindernden Balsam, Arnika-Alkoholauszug und Beinwell-Mazerat für ein Balsam bei Stoßverletzungen.

Rezept für ein Mazerat mit Hydroglyzerin (ca. 50 ml)

- Die ausgewählten Pflanzen sehr fein schneiden, mit Schere, Messer oder Gartenschere, sie dann in einer Mühle oder mit einem Stößel pulverisieren. Alternativ kann auch qualitativ gutes gekauftes Pflanzenpulver verwendet werden.
- 10 g davon abwiegen und in ein Glas geben. Eine Mischung aus 25 ml Glyzerin und 25 ml destilliertem Wasser zufügen. Das Glas schließen und schütteln. Das Pulver muss gut durchfeuchtet sein. 2 bis 3 Wochen im Kühlen mazerieren lassen (im Keller oder in einem unbeheizten Raum), einmal täglich schütteln.
- Das Filtrieren ist ziemlich aufwendig. Trichter unten mit 1 oder 2 Kompressen aus steriler Gaze verschließen (mindestens drei Schichten Gaze). Darüber einen Kaffeefilter setzen. Trichter auf ein passendes Gefäß stellen und den Inhalt in den Trichter gießen. Zum Schluss die Kräuter gut ausdrücken.
- 5 Tropfen Grapefruitkernextrakt zum Mazerat geben und mischen. In eine lichtundurchlässige Flasche füllen, gut verschließen und beschriften.

Bei der Herstellung von Salben kann dieses Mazerat ganz oder teilweise das Glyzerin ersetzen oder zu ca. 20 - 30% der wässrigen Zutat beigemischt werden. Es können nur Pflanzen in Pulverform (Indischer Wassernabel (*Centella asiatica*), Tepezcohuite (*Mimosa tenuiflora*) in Salben integriert werden. Haltbarkeit drei Monate im Kühlschrank.

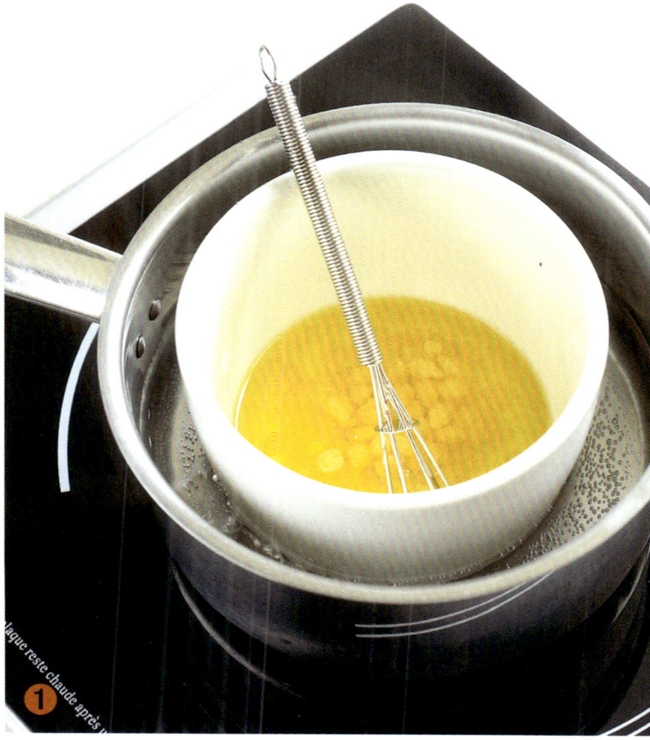

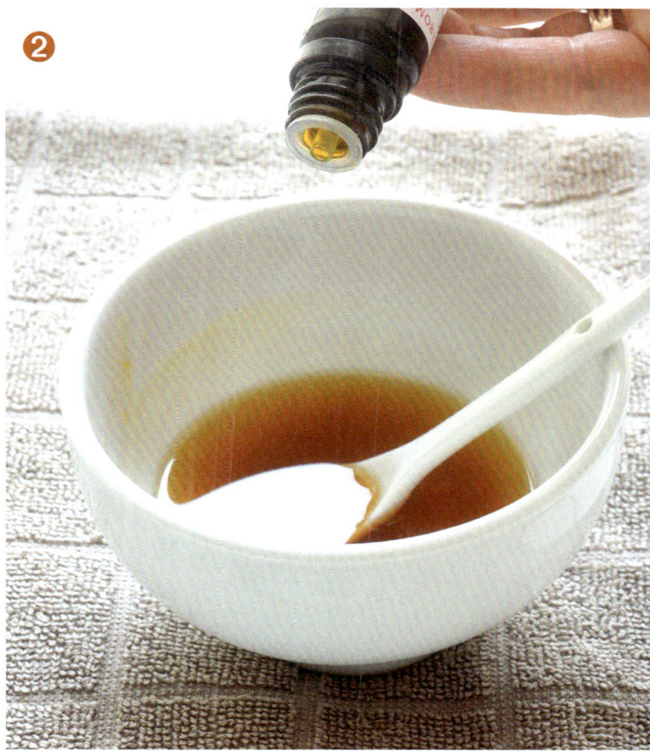

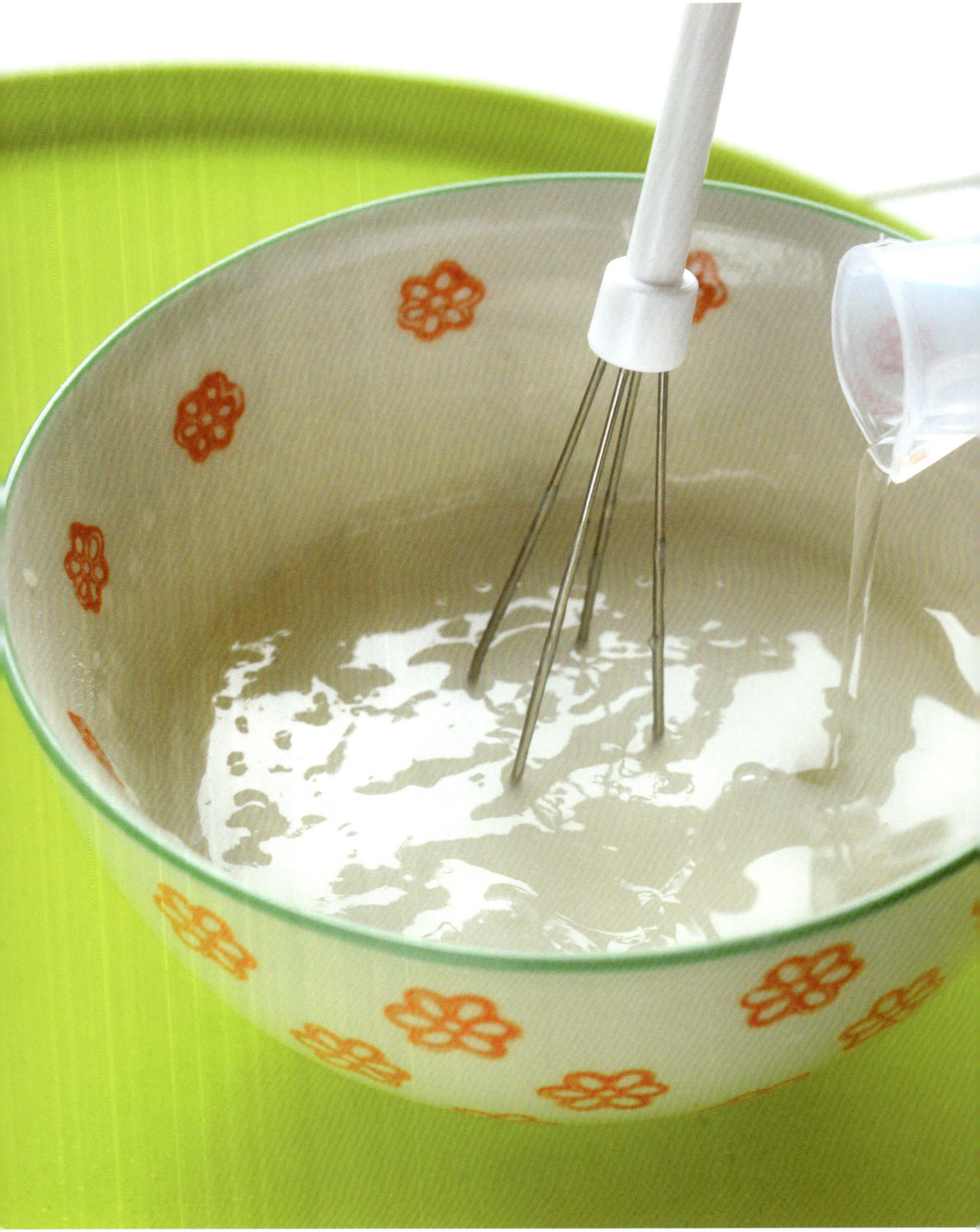

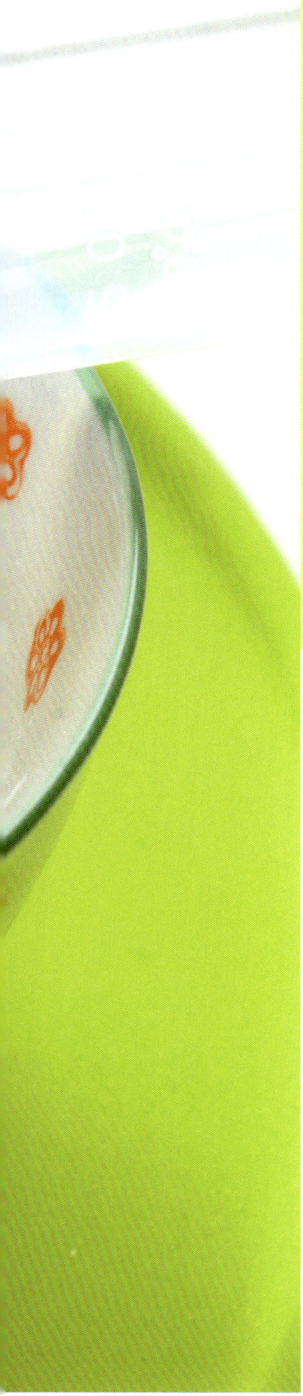

2 Zehn selbstgemachte Salbengrundlagen (Basen)

- Empfehlungen für die eigene Herstellung
- Basis Nr. 1 Fette Salbe, supereinfach
- Basis Nr. 2 Cremige Salbe
- Basis Nr. 3 Zinkoxidcreme
- Basis Nr. 4 Geschmeidig machende Neutralcreme
- Basis Nr. 5 Natürliche Wachssalbe nach Galen
- Basis Nr. 6 Neutrale Schutzcreme
- Basis Nr. 7 Kühlcreme
- Basis Nr. 8 Neutrales Gel
- Basis Nr. 9 Cremige Reinigungsmilch
- Basis Nr.10 Zweiphasige Aloe-Emulsion

Empfehlungen für die eigene Herstellung

- Für die **kompakten oder cremigen Präparate** (Basis Nr. 1 bis 7), die eher zur lokalen Anwendung bestimmt sind, gelten die Mengenangaben für ca. 50 g Salbengrundlage.
- Für die **dünnflüssigen Präparate** (Basis Nr. 8 bis 10), die für eine umfangreichere Anwendung bestimmt sind, z.B. auch für Massagen, gelten die Mengenangaben für ca. 100 g Grundlage.
- **Konsistenz** und **Farbe** können bei der individuellen Herstellung der Präparate gegenüber den hier gemachten Angaben je nach Wachsqualität oder Farbe des Pflanzenöls leicht variieren.
- Die folgenden Rezepte sind nicht spezifisch wirksam und enthalten nur Grundlagen, welche die aktiven Bestandteile, die im folgenden Kapitel (S. 72 ff.) behandelt werden, unterstützen (vor allem die ätherischen Öle) bzw. als natürliche Konservierungsstoffe dienen. Zur Erinnerung: natürliche Grundlagen sind keine inaktiven Stoffe. Sie haben feuchtigkeitsspendende, beruhigende, ja sogar nährende und schützende Eigenschaften, wenn es sich um fetthaltige Basen handelt. Man kann diese Basen unverändert für die alltägliche Behandlung oder für die Kosmetik verwenden. Das wird von Fall zu Fall angegeben.
- Für eine angenehmere Benutzung kann man diese Grundlagen mit ätherischem Lavendelöl (*Lavendula angustifolia*) als Konservierungsmittel parfümieren, wenn man will (15 bis 20 Tropfen auf 50 ml). Man kann auch ein geruchloses antimikrobielles Konservierungsmittel verwenden (Grapefruitkernextrakt oder Propolisextrakt, siehe Seite 26) und wählt als Parfüm ein anderes ätherisches Öl (ca. 15 Tropfen, siehe nebenstehenden Kasten). Diese ätherischen Öle werden von der Haut sehr gut vertragen und haben vielseitige Eigenschaften. Deshalb sind sie für jeden Hauttyp geeignet.

Ätherische Öle als Parfum für kosmetische Präparate

Unter den Parfums sind folgende ätherischen Öle sehr geschätzt: Rosenholz, Sandelholz, Weihrauch (Olibanum), Duftgeranie (*Geranium rosat*), Zitronenöl (*Litsea citrata*), Palmarosa, Petitgrain bigarade (Bitterorange) (*Citrus aurantium*), Ylang/Ylang.

Wer die Essenzen von Zitrusfrüchten (Mandarine, Bitterorange, Grapefruit) bevorzugt, sollte nach der Anwendung dieser Pflegemittel die Sonne meiden. Schließlich kann man sich auch den Luxus von ein paar Tropfen Damaskusrose, Neroli oder Jasmin gönnen.

Wichtige Hinweise, bitte vor der praktischen Arbeit lesen

- Für jedes vorgeschlagene Rezept werden gebräuchliche Zutaten wie z.B. Pflanzenöle (Oliven, süße Mandeln, Sonnenblume, Kokos, Sheabutter, Jojoba, destilliertes Wasser oder Rosenwasser verwendet.

- Für Varianten können manche Zutaten durch **spezifische Äquivalente** ersetzt werden. Aus diesem Grund wird bei jedem Rezept angegeben, wie der Austausch oder die Zugabe von aktiven Stoffen zu erfolgen hat.

- **Ölphase** bedeutet, dass man das vorgeschlagene Öl durch ein anderes Öl (z.B. eines mit wertvolleren Inhaltsstoffen; Eigenschaften siehe Seite 109 ff.), durch eine Ölmischung oder ein Ölmazerat erstzen kann.

- **Wasserphase** bedeutet, dass das Wasser oder das vorgeschlagene Hydrolat durch ein anderes Hydrolat oder einen Pflanzenaufguss ersetzt werden kann.

- **Hydroglyzerinphase** bedeutet, dass das Glyzerin durch ein Hydroglyzerinmazerat (nur Basis Nr. 6 und 9) ersetzt werden kann.

- **Anderes Wachs** bedeutet, dass das vorgeschlagene Wachs durch Bienen-, Reis- oder Olivenwachs ersetzt werden kann, bei gleichbleibender Dosierung.

- **Wirkstoffphase** gibt an, in welchem Stadium ätherische Öle oder andere konzentrierte Wirkstoffe zugegeben werden können (kursiv geschriebener Text).

- **Antimikrobielles Konservierungsmittel** bedeutet, dass man das ätherische Lavendelöl durch eine Komposition ätherischer Öle als Konservierungsmittel (Seite 34), durch Grapefruitkernextrakt oder Propolis in gleicher Dosierung ersetzen kann. Ein Mittel gegen Bakterien und Schimmel ist bei jedem wasserhaltigen Präparat notwendig. In den meisten Fällen jedoch können die als Wirkstoff eingesetzten Öle aufgrund ihrer antiseptischen Eigenschaft die Rolle des Konservierungsmittels übernehmen und das Echte ätherische Lavendelöl oder jedes andere antimikrobielle Mittel ersetzen. In den entsprechenden Rezepten ab Seite 62 ff. wird es konkret angegeben. Wenn jedoch zu den „aktiven“ ätherischen Ölen noch Lavendel oder die Komposition ätherischer Öle als Konservierungsmittel dazugegeben wird, schadet dies weder der Sicherheit, noch der Wirksamkeit der Salbe. Es führt zu keiner Überdosierung.

- **Antioxidatives Konservierungsmittel**: Wenn es erforderlich ist, nimmt man konzentriertes Vitamin E oder CO_2-Rosmarinextrakt in gleicher Dosierung. Vitamin E ist geruchlos, Rosmarinextrakt duftet angenehm nach Rosmarin. Die Verwendung eines antioxidativen Konservierungsmittels wird für die meisten Präparate empfohlen, um sie vor dem Ranzigwerden zu schützen. Wenn die Ölphase nur Oliven-, Sonnenblumen- oder Avokadoöl enthält, kann darauf verzichtet werden.

Basis Nr. 1
Fette Salbe supereinfach

Schwierigkeitsgrad: leicht
Zeitaufwand: 5 Minuten
Haltbarkeit: 6 Monate

Anwendung:

Pflege und Schutz sehr trockener Haut (Hände, Füße, Ellbogen, Knie), Lippenpflege, Wetterschutz

Aussehen, Textur:

Wachsartig, dickflüssig, fettig, deckend

Hygienegrad: +

Zutaten (für ca. 50 ml):

- 41 g (45 ml) Olivenöl oder Ölphase
- 10 g Bienenwachs als Granulat oder in Form von Spänen
- Eventuell 5 Tropfen eines Antioxidationsmittel (Vitamin E oder CO_2-Rosmarin)

Material:

- Hitzebeständige Schale
- Topf für das Wasserbad
- Schneebesen oder Elektromixer für Kosmetik
- 50 ml-Tiegel mit Deckel

Zubereitung:

1. Das Öl bzw. die Ölphase in die Schale gießen und das Bienenwachs zugeben. Die Schale in ein Wasserbad mit 4 bis 5 cm kochend heißem Wasser stellen und mit dem Schneebesen ständig rühren.
2. Wenn das Wachs vollständig geschmolzen und eine klare, homogene Mischung entstanden ist, die Schale aus dem Wasserbad nehmen. *Jetzt kann man gegebenenfalls eine Wirkstoffphase zugeben.* Abkühlen lassen und ständig rühren, bis die Creme dickflüssig und homogen wird.
3. Mit Spatel oder Löffel in einen Tiegel abfüllen, diesen verschließen und beschriften. Da das Olivenöl wenig oxidationsempfindlich ist und kein Wasser enthält, kann dieser Balsam mehrere Monate bei Raumtemperatur aufbewahrt werden. Wenn man aber ein anderes empfindlicheres Öl (Sonnenblume oder süße Mandel) verwendet, ist es ratsam, 5 Tropfen Antioxidationsmittel hinzuzufügen.
4. Dieser nährende Balsam eignet sich ebenso für trockene Hautzonen.

Tipp

Wachsbalsame können eine cremige Konsistenz annehmen, wenn sie vor dem vollständigen Abkühlen in ein Glas geschüttet werden. Die beim Erkalten entstehende Textur kann „gebrochen“ werden, indem man den Balsam mit einem sterilen Löffel oder Spatel aufrührt. Sollten sich Klumpen bilden, verrühren Sie diese, am besten mit einem elektrischen Handmixer.

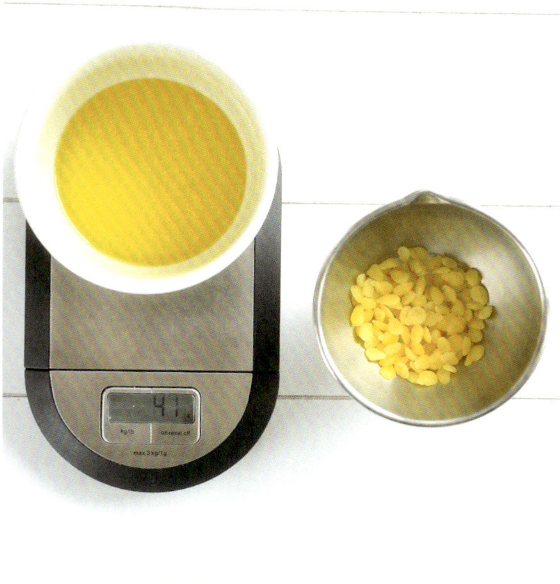

1

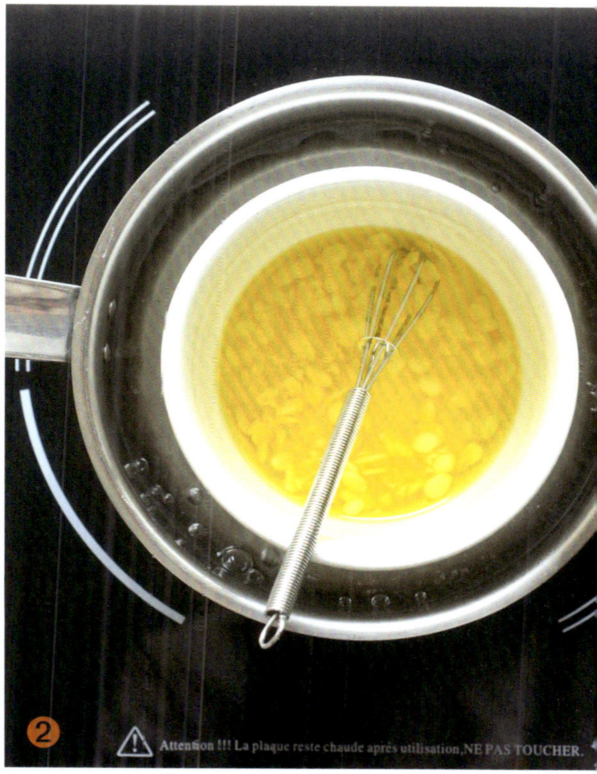

Attention !!! La plaque reste chaude après utilisation,NE PAS TOUCHER.

2

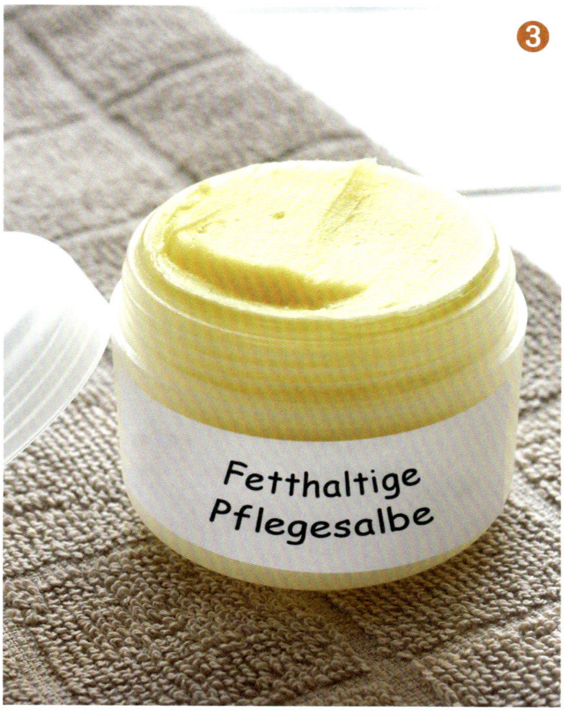

Fetthaltige
Pflegesalbe

3

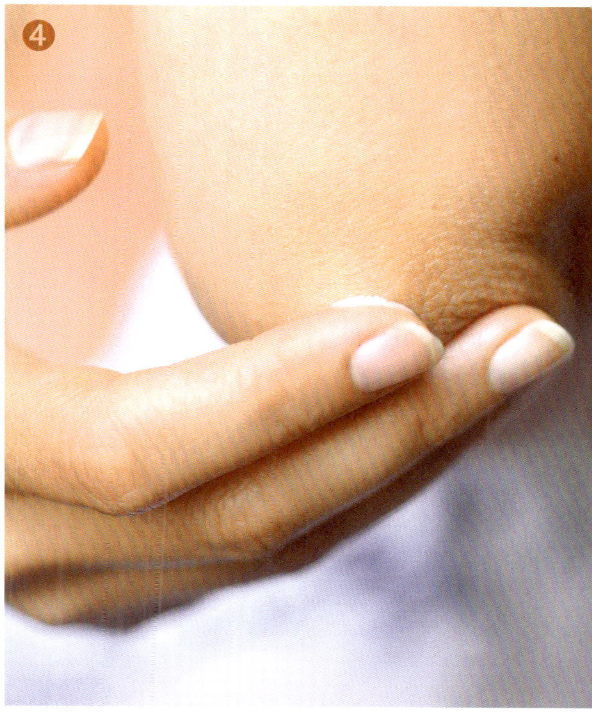

4

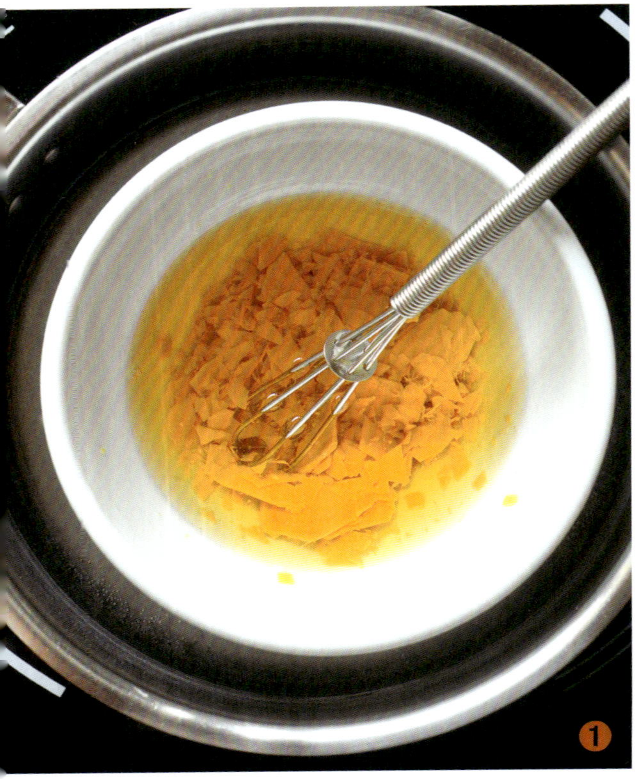

1

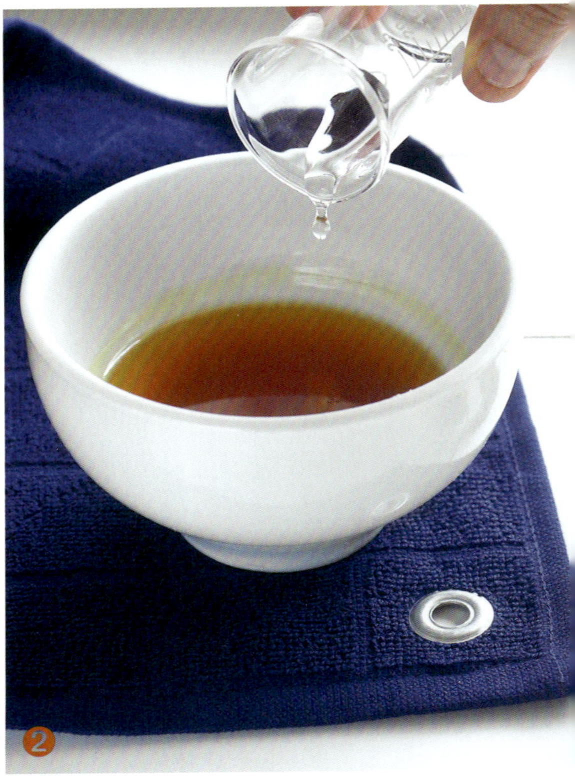

2

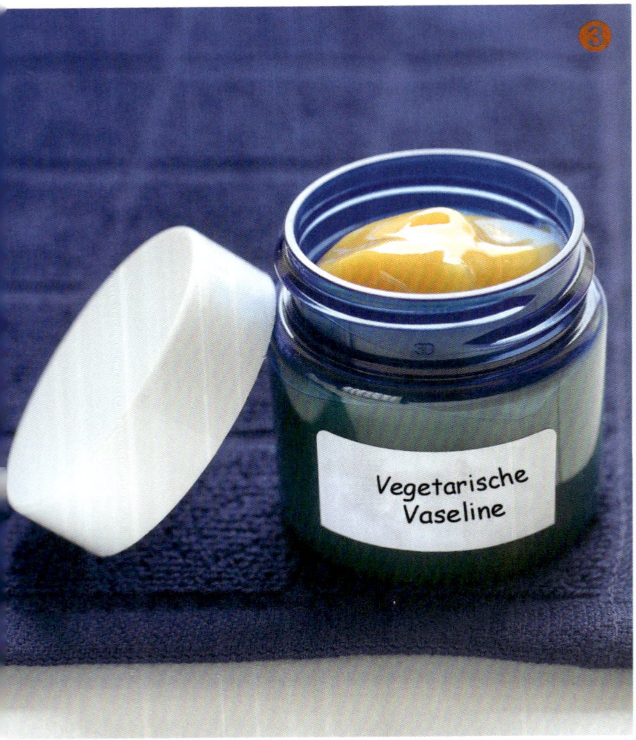

3
Vegetarische
Vaseline

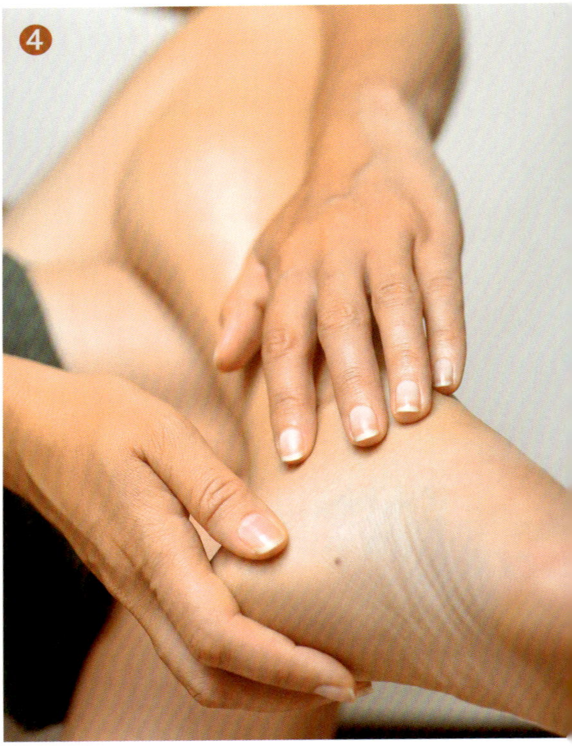

4

Basis Nr. 2
Cremige Salbe

Schwierigkeitsgrad: leicht
Zeitaufwand: 10 Minuten
Haltbarkeit: 6 Monate

Anwendung:

Pflege und Schutz von sehr trockener Haut (Hände, Füße, Ellbogen, Knie), Lippenpflege, Wetterschutz

Aussehen/Textur:

Leicht durchscheinend; kompakte, aber schmelzende Textur, sehr deckend

Hygienegrad: +

Zutaten (für ca. 50 ml):

- 20 g Kokosöl
- 10 g Sheabutter
- 10 g Bienenwachs (oder anderes Wachs)
- 10 g (11 ml) süßes Mandelöl oder Ölphase
- 3 g pflanzliches Glyzerin
- 5 Tropfen Antioxidationsmittel (Vitamin E oder CO_2-Rosmarin)

Material:

- Hitzebeständige Schale
- Topf für das Wasserbad
- 50 ml-Tiegel mit Deckel

Zubereitung

1. Kokosöl, Sheabutter und Bienenwachs im Mandelöl oder in der Ölphase bei schwacher Hitze im Wasserbad schmelzen lassen.
2. Wenn die Mischung völlig geklärt ist, vom Herd nehmen, das Glyzerin und anschließend das Antioxidationsmittel einarbeiten. *Gegebenenfalls Wirkstoffphase zugeben.*
3. Rühren, bis das Präparat abgekühlt ist, in einen Tiegel abfüllen, schließen und beschriften. Bei Raumtemperatur aufbewahren.
4. In dieser Form kann es für trockene Stellen wie z.B. auf den Fersen anwendet werden.

Tipp

Diese Salbe könnte auch als „pflanzliche Vaseline“ bezeichnet werden. Sie lässt sich wie die traditionelle Vaseline anwenden, ist aber für die Haut viel wohltuender (gleichzeitig schützend und nährend).

Basis Nr. 3 Zinkoxidcreme

Schwierigkeitsgrad: leicht
Zeitaufwand: 5 Minuten
Haltbarkeit: 6 Monate

Anwendung:

Pflege bei entzündeter Haut, Akne, Sonnenbrand, Windelausschlag (für Säuglinge ohne ätherisches Öl)

Aussehen/Textur:

mattweiße Paste, zäh, sehr deckend, aber eindringend, wenn sie verrieben wird.

Hygienegrad: + bis ++ (Baby)

Zutaten (für ca. 50 ml):

- 30 g Sheabutter
- 10 g (11 ml) süßes Mandelöl oder Ölphase
- 5 Tropfen Antioxidationsmittel (Vitamin E oder CO_2-Rosmarin-Extrakt)
- ca. 10 g Zinkoxid

Material:

- Hitzebeständige Schale
- Topf für das Wasserbad
- 50 ml-Tiegel mit Deckel

Zubereitung

1. Sheabutter im Mandelöl bei schwacher Hitze im Wasserbad unter ständigem Rühren weich werden lassen, bis sich eine homogene Mischung gebildet hat. Vom Herd nehmen, unter gelegentlichem Rühren erkalten lassen. Antioxidationsmittel und anschließend *gegebenenfalls Wirkstoffphase* zugeben.

2. und 3. Wenn nötig, Zinkoxid sieben, um Klumpen zu vermeiden, und das Pulver mit Hilfe eines Spatels oder Löffels vorsichtig unterrühren. So lange rühren, bis sich eine dicke (zähe) und pastöse Creme gebildet hat. Die Öl-Zinkoxid-Mischung kann auch kalt hergestellt werden. Die Konsistenz der Paste lässt sich nach Geschmack verändern, indem man etwas mehr Öl oder mehr Zinkoxid zugibt, wenn die Paste zu fest oder zu weich geraten ist. Ist das Ergebnis zufriedenstellend, in Tiegel abfüllen, verschließen und beschriften, bei Raumtemperatur aufbewahren.

Tipp

Nach der Anwendung ist die Haut ganz weiß. Durch intensives Massieren dringt die Creme vollständig in die Haut ein, so dass die weißen Spuren verschwinden.

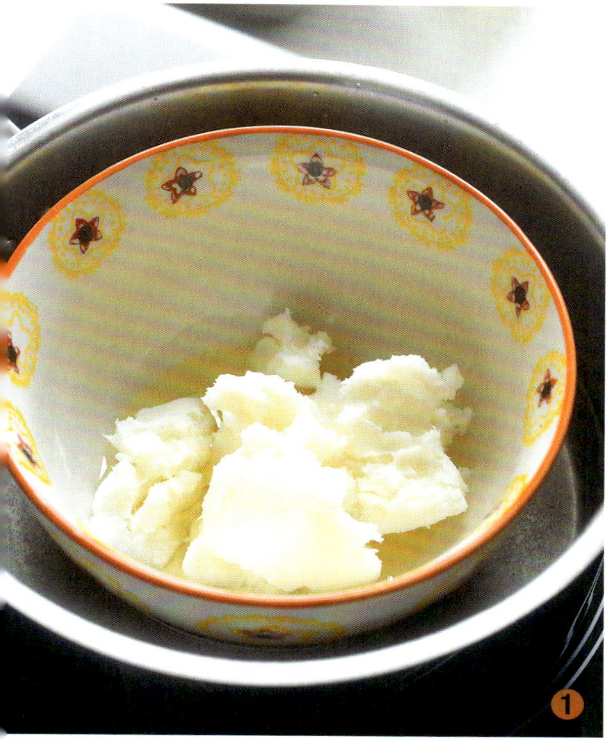
1

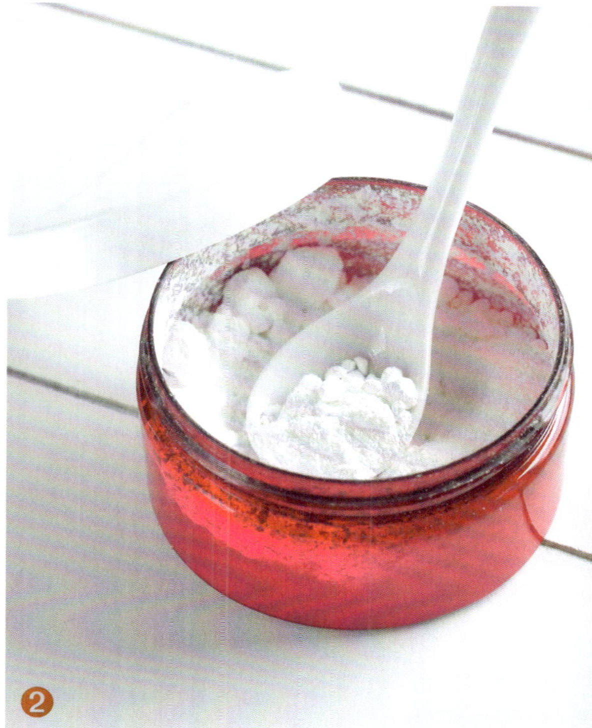
2

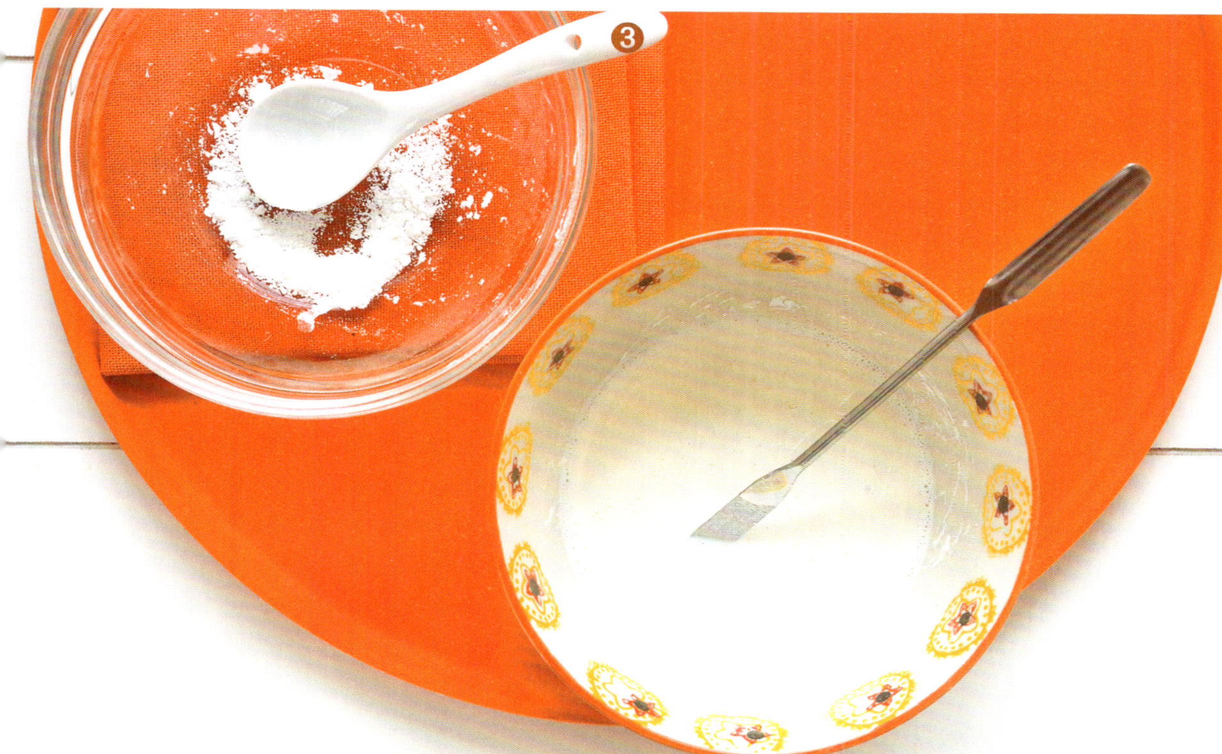
3

Basis Nr. 4
Geschmeidig machende Neutralcreme

Schwierigkeitsgrad: leicht
Zeitaufwand: 5 - 10 Minuten
Haltbarkeit: 6 Monate

Anwendung:

Pflege bei leicht entzündeter Haut, Akne, Sonnenbrand, Windelausschlag (für Säuglinge ohne ätherisches Öl)

Aussehen/Textur:

weißschimmernde Creme; fettig, leicht deckend, weich und gut einziehend

Hygienegrad: + bis ++ (Baby)

Zutaten (für ca. 50 ml):

- 5 g Bienenwachs (oder ein anderes Wachs)
- 18 g Sheabutter
- 13 g (14,5 ml) Jojobaöl
- 9 g (10 ml) süßes Mandelöl oder Ölphase
- 5 Tropfen Antioxidationsmittel (Vitamin E oder CO_2-Rosmarin)
- 5 g Zinkoxid

Material:

- Hitzebeständige Schale
- Topf für das Wasserbad
- Schneebesen oder elektrischer Mixer für die Kosmetik
- 50 ml-Tiegel mit Deckel

Zubereitung

1. Wachs und Sheabutter in der Jojoba-Mandelöl-Mischung (oder in der Ölphase) bei schwacher Hitze im Wasserbad schmelzen. Schale vom Herd nehmen, Antioxidationsmittel zugeben, *anschließend gegebenenfalls die Wirkstoffphase.* Mit dem elektrischen Handmixer 2 Minuten lang mischen.
2. Wenn die Mischung abzukühlen beginnt, vorsichtig Zinkoxid unterrühren und eine Minute lang weiter mit dem Schneebesen mischen.
3. Creme in Tiegel füllen, schließen und beschriften; bei Raumtemperatur aufbewahren

Tipp

Die Salbe hat die ideale Konsistenz zum Abfüllen in eine Tube (Seite 32). Aber Vorsicht, um sie mit einem Spritzbeutel abfüllen zu können, darf sie nicht zu kalt sein.

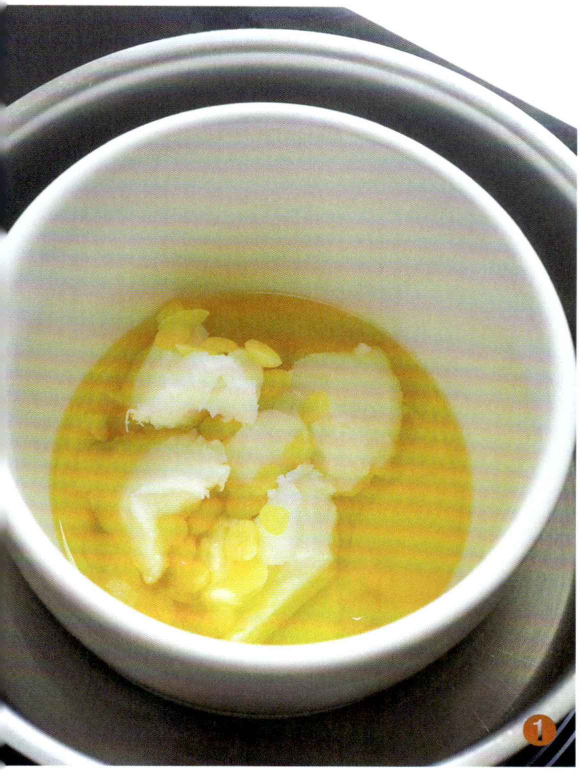

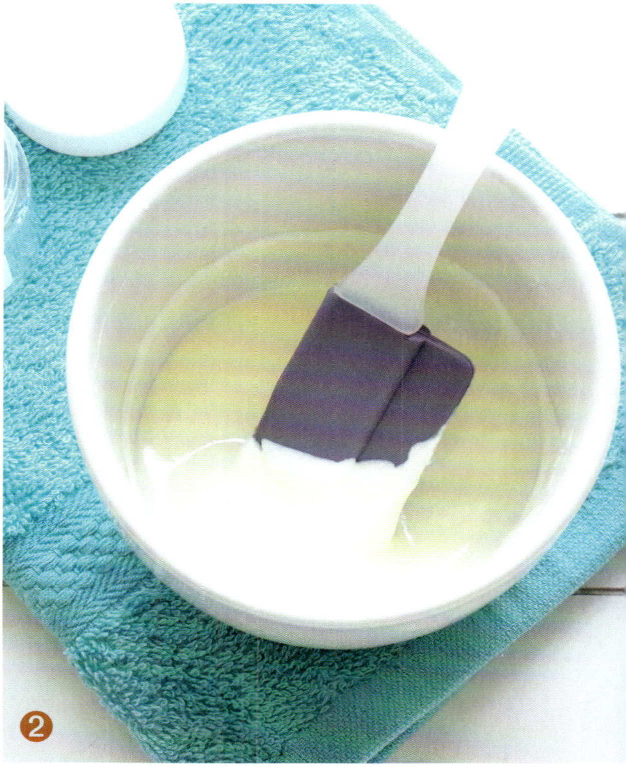

3

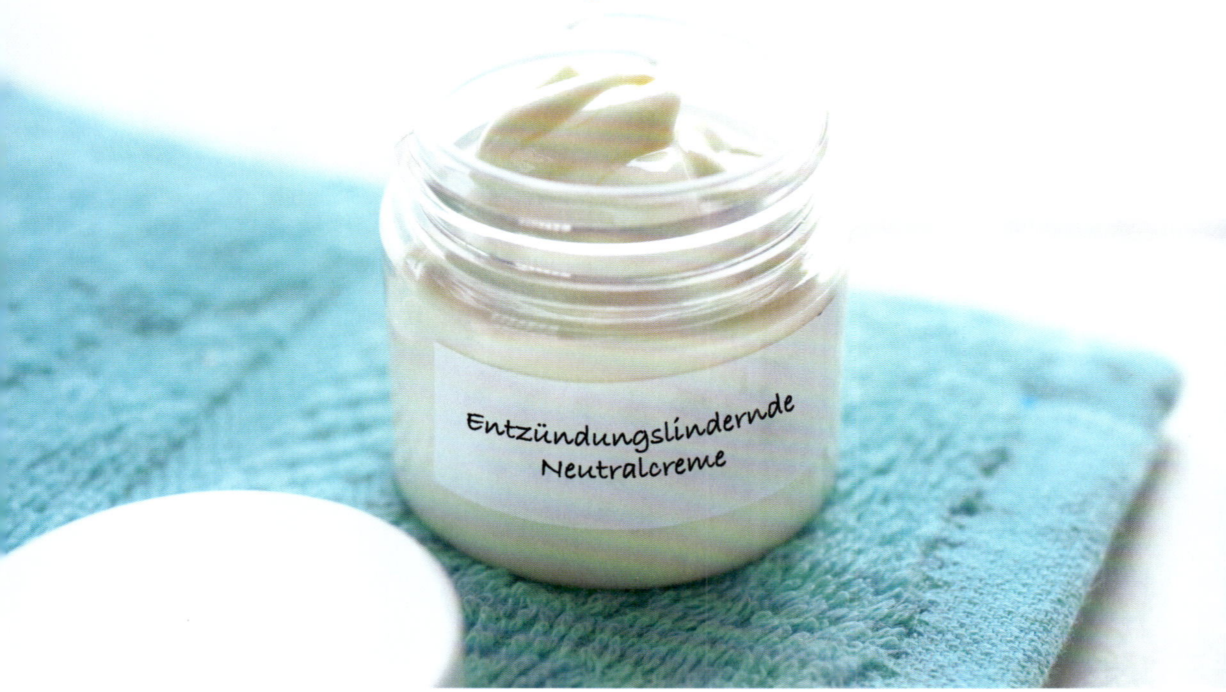

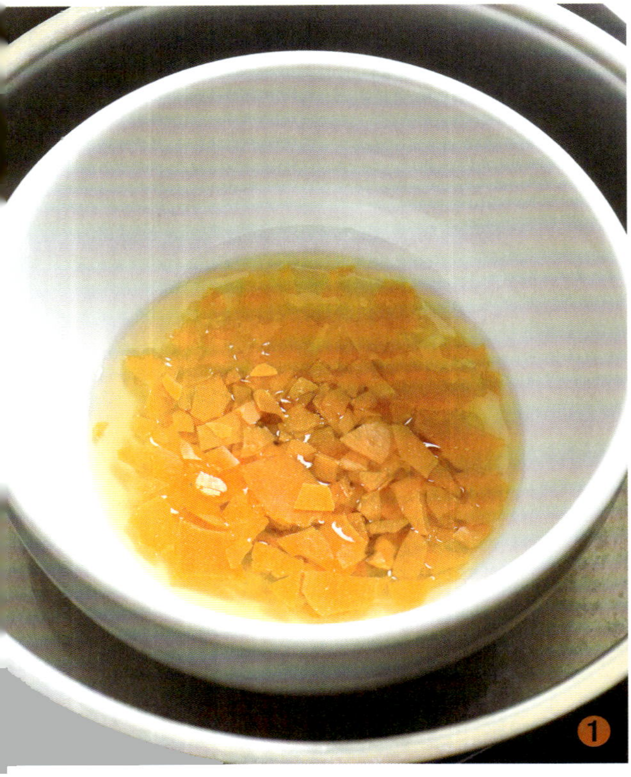
1

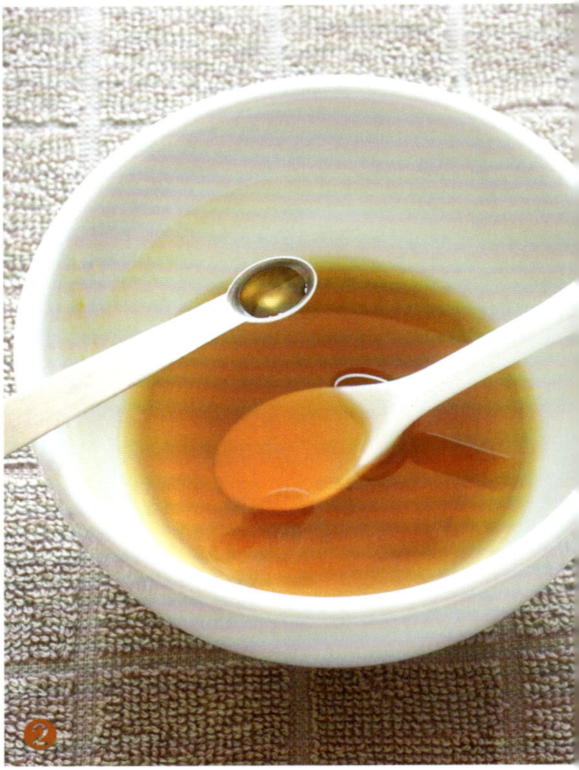
2

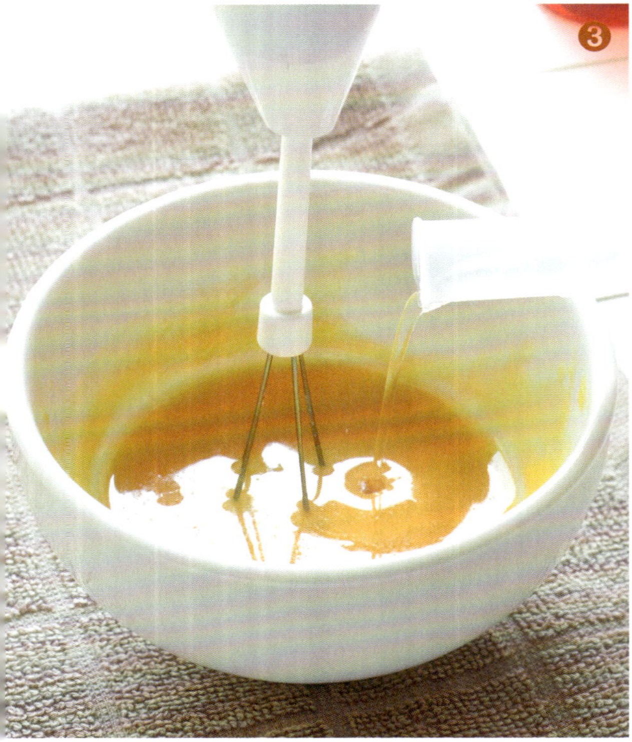
3

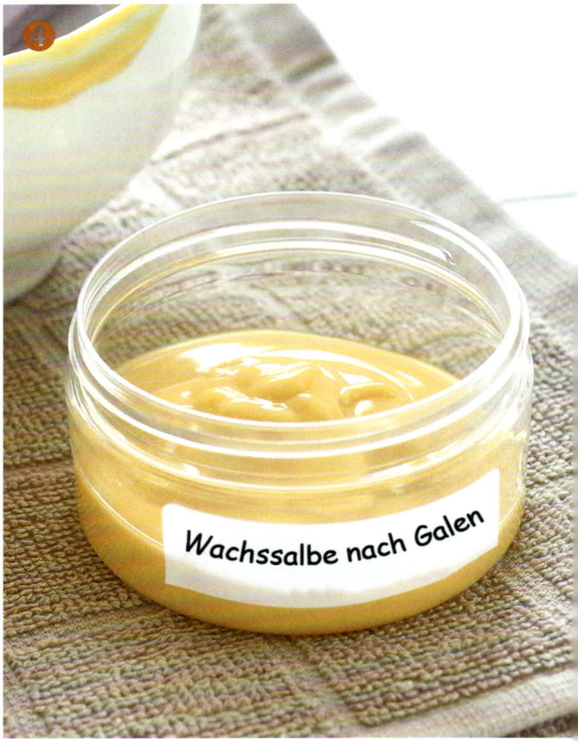
4
Wachssalbe nach Galen

Basis Nr. 5 : Natürliche Wachssalbe nach Galen

Schwierigkeitsgrad: mittel
Zeitaufwand: 10 Minuten
Haltbarkeit: 6 Monate

Verwendung:

Pflege von sehr trockener Haut (Körper, Gesicht, Hände, Füße) und als Wetterschutz

Aussehen/Textur:

feste Creme, weiß bis bernsteinfarben schimmernd (je nach verwendetem Wachs), schmelzend

Hygienegrad: ++

Zutaten (für ca. 50 ml):

- 7,5 g Bienenwachs oder ein anderes Wachs
- 30 g (32,5 ml) süßes Mandelöl oder Ölphase
- 5 Tropfen Antioxidationsmittel (Vitamin E oder CO_2-Rosmarin)
- Echtes ätherisches Lavendelöl oder antimikrobielles Konservierungsmittel
- 12,5 g (12,5 ml) Rosenwasser oder Wasserphase.

Material:

- Hitzebeständige Schale
- Topf für das Wasserbad
- Schneebesen oder elektrischer Mixer für die Kosmetik
- 50 ml-Tiegel mit Deckel

Zubereitung

1. Das Wachs in Mandelöl im Wasserbad schmelzen, bis die Mischung klar und homogen ist. Vom Herd nehmen und die beiden gewählten Konservierungsmittel zufügen (antioxidierend und antimikrobiell), *anschließend gegebenenfalls die Wirkstoffphase zugeben.*
2. Nun sofort das Rosenwasser einarbeiten, indem man es langsam unter ständigem Rühren mit einem kleinen Schneebesen (ideal: elektrischer Mixer mit einem Quirl) zugibt, bis die Mischung absolut homogen ist.
3. Wachssalbe so lange weiterrühren, bis sie abgekühlt ist. Mit Löffel oder Spatel in Tiegel abfüllen.
4. Tiegel schließen und beschriften; bei Raumtemperatur aufbewahren

Tipp

Wenn nach wenigen Tagen kleine Wassertropfen auf der Oberfläche erscheinen, ist das nicht schlimm: Um das Wasser zu entfernen, den Tiegel für einige Minuten über Kopf auf ein Fließpapier stellen.

Basis Nr. 6
Neutrale Schutzcreme

Schwierigkeitsgrad: mittel
Zeitaufwand: 10 Minuten
Haltbarkeit: 3 Monate

Verwendung:

Pflege von trockener Haut, besonders bei Kälte; Fettcreme für die Nacht

Aussehen/Textur:

bernsteinfarben, glänzend, cremig, einziehend, aber fettig

Hygienegrad: ++

Zutaten (für ca. 50 ml):

- 5 g Olivenwachs oder ein anderes Wachs
- 28,5 g (32 ml) süßes Mandelöl oder Ölphase
- 8,5 g (9,5 ml) Jojobaöl
- 4 g (3,2 ml) pflanzliches Glycerin oder Hydroglycerin-Mazerat (siehe Seite 41),
- 6 g (6 ml) Rosenwasser oder Wasserphase
- 5 Tropfen Antioxidationsmittel (Vitamin E oder CO_2-Rosmarin)
- 12 Tropfen echtes ätherisches Lavendelöl oder antimikrobielles Konservierungsmittel

Material:

- Hitzebeständige Schale
- Topf für das Wasserbad
- Schneebesen oder elektrischer Mixer für die Kosmetik
- 50 ml-Tiegel mit Deckel

Zubereitung

1. Wachs in der Ölmischung im Wasserbad schmelzen, bis eine klare und homogene Flüssigkeit entstanden ist. Die Schale vom Herd nehmen und Glycerin (oder Hydroglycerin-Mazerat) zugeben, dann die zwei gewählten Konservierungsmittel (antioxidativ und antimikrobiell) *und gegebenenfalls auch die aktive Phase (Wirkstoffphase).*
2. Anschließend sofort das Rosenwasser einarbeiten, indem man es langsam unter ständigem Rühren mit einem kleinen Schneebesen (ideal elektrischer Mixer mit einem Quirl) zugibt.
3. Weiterrühren, bis die Mischung absolut homogen und die Creme abgekühlt ist. Mit Löffel oder Spatel in Tiegel abfüllen. Tiegel schließen und beschriften, bei Raumtemperatur aufbewahren.
4. Diese Creme ist unverändert auch als Kälteschutz geeignet.

Tipp

Das Rosenwasser bei Raumtemperatur mindestens 15 Minuten stehen lassen (oder in heißem Wasser lauwarm werden lassen), um einen Temperaturschock mit den anderen Zutaten zu vermeiden, so gelingt die Emulsion am besten.

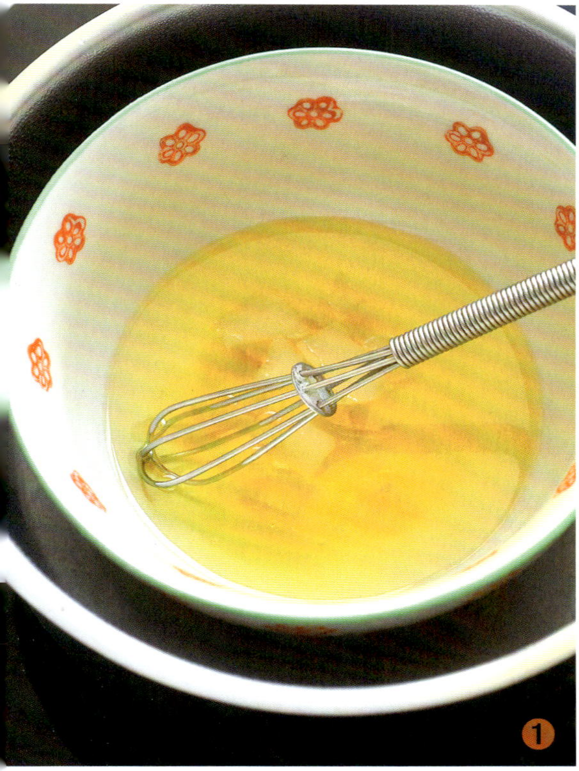
1

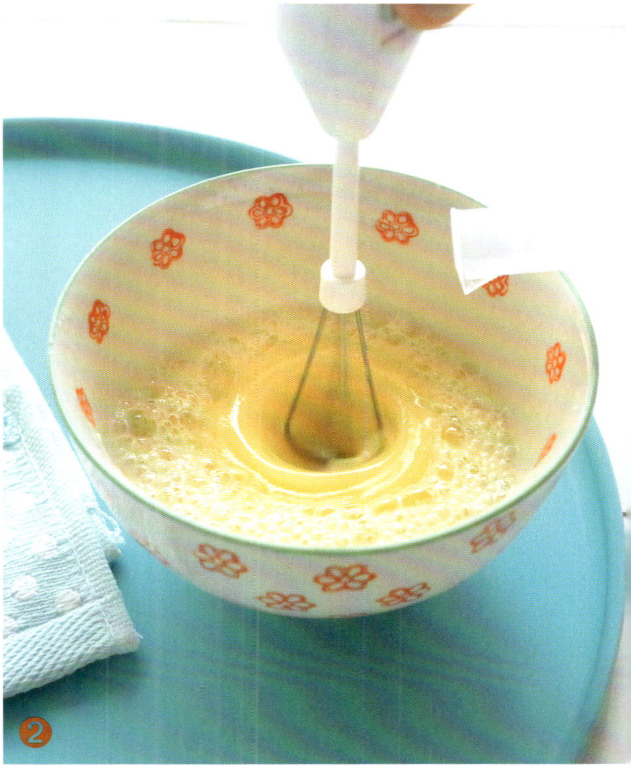
2

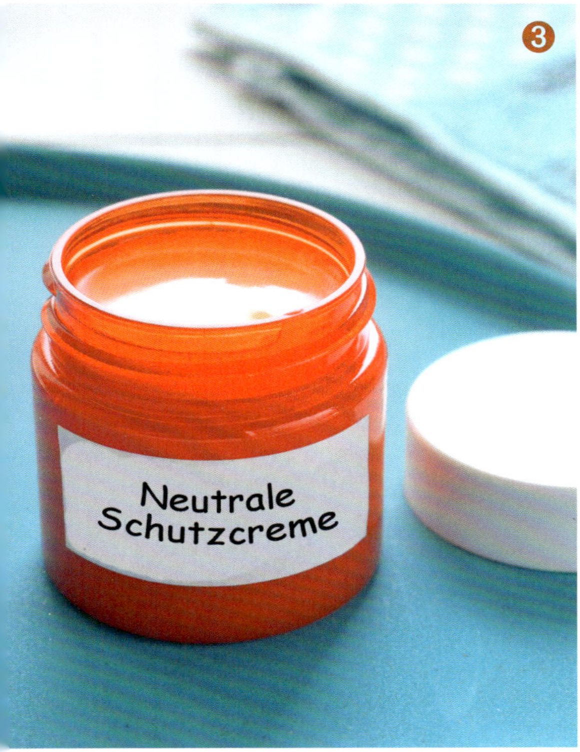
3
Neutrale
Schutzcreme

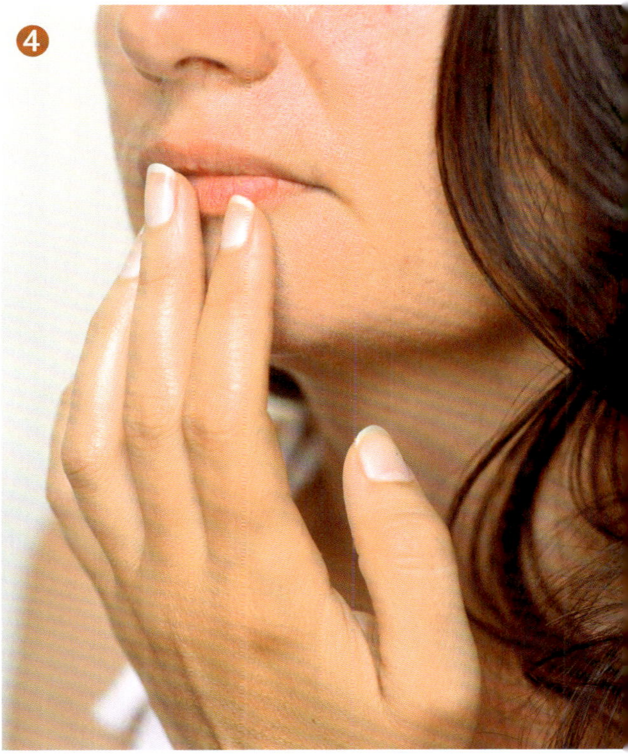
4

Basis Nr. 7
Kühlcreme

Schwierigkeitsgrad: mittel
Zeitaufwand: 10 Minuten
Haltbarkeit: 3 Monate

Anwendung:

Feuchtigkeitsspendende Gesichtscreme für jede Haut; Körpercreme, besonders für trockene Zonen

Aussehen/Textur:

weiß bis elfenbeinfarben, samtig und cremig, weniger fettig als die vorherige.

Hygienegrad: ++

Zutaten (für ca. 50 ml):

- 7,5 g Olivenwachs oder ein anderes Wachs
- 30 g (32,6 ml) süßes Mandelöl oder Ölphase
- 5 Tropfen Antioxidationsmittel (Vitamin E oder CO_2-Rosmarin)
- 12 Tropfen echtes ätherisches Lavendelöl oder antimikrobielles Konservierungsmittel
- 15 g (12 ml) Rosenwasser oder Wasserphase

Material:

- Hitzebeständige Schale
- Topf für das Wasserbad
- Schneebesen oder elektrischer Mixer für die Kosmetik
- 50 ml-Tiegel mit Deckel

Zubereitung

1. Wachs in Mandelöl im Wasserbad schmelzen, bis eine klare und homogene Flüssigkeit entstanden ist. Vom Herd nehmen und die zwei gewählten Konservierungsmittel (antioxidativ und antimikrobiell) zugeben, *sowie ggf. die aktive Phase (Wirkstoffphase).*
2. Sofort das Rosenwasser einarbeiten, indem man es langsam unter ständigem Rühren mit einem kleinen Schneebesen (ideal: elektrischer Mixer mit einem Quirl) zugibt und rührt bis die Mischung absolut homogen ist.
3. Weiterrühren, bis die Creme abgekühlt ist. Mit Löffel oder Spatel in Tiegel abfüllen. Schließen und beschriften, bei Raumtemperatur aufbewahren

Tipp

Für strapazierte Hände kann man in diesem Rezept das ätherische Lavendelöl durch 10 Tropfen Zitronenessenz und 10 Tropfen Petitgrain bigarade-Öl ersetzen. Großzügig auf die Hände auftragen, dann Baumwollhandschuhe anziehen und über Nacht einziehen lassen.

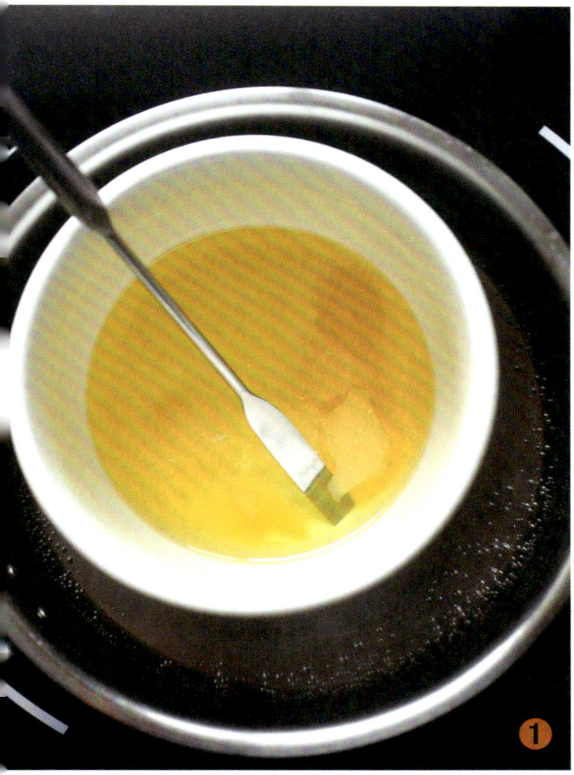

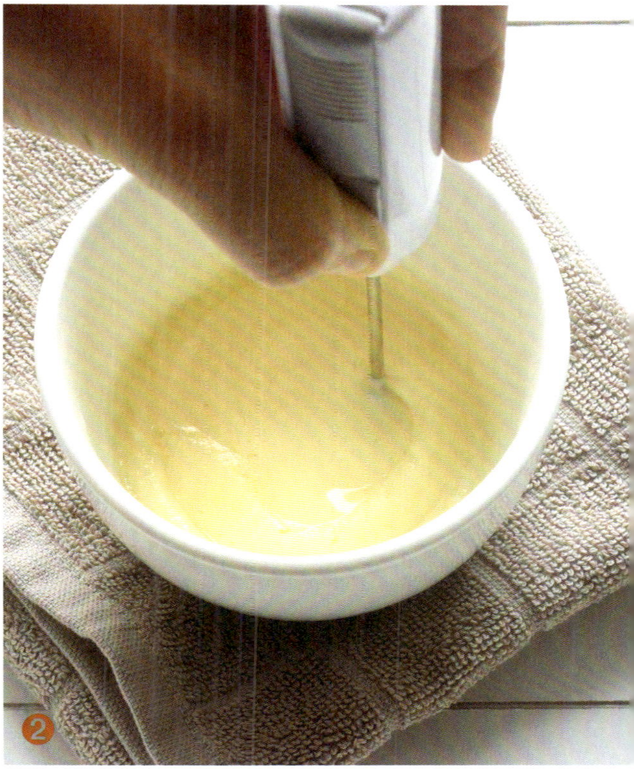

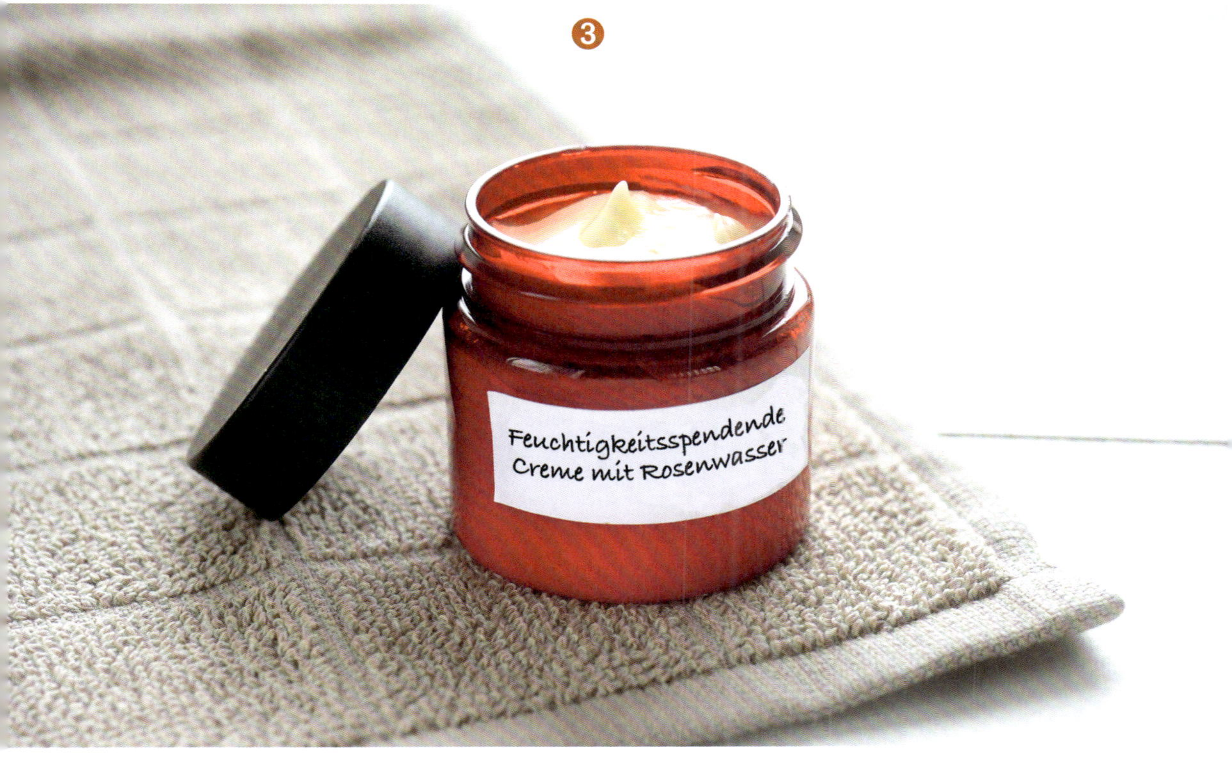
Feuchtigkeitsspendende
Creme mit Rosenwasser

Basis Nr. 8
Neutrales Gel

Schwierigkeitsgrad: mittel
Zeitaufwand: 10 – 15 Minuten
Haltbarkeit: 3 Monate

Anwendung

Feuchtigkeitsspendende, beruhigende Pflege nach einem Sonnenbad

Aussehen/Textur:

durchscheinendes, weißliches, cremig weiches Gel, das sehr gut eindringt.

Hygienegrad: ++

Zutaten (für ca. 100 ml):

- 75 g (75 ml) destilliertes Wasser (Wasserphase Nr. 1)
- 1,5 g Guarkernmehl (ca. ¾ Teelöffel locker gehäuft)
- 25 g (25 ml) Rosenwasser (Wasserphase Nr. 2)
- 20 Tropfen echtes ätherisches Lavendelöl
- 10 Tropfen Grapefruitkernextrakt

Material:

- Hitzebeständige Schale
- Topf für das Wasserbad
- Waage
- Schneebesen oder kleiner elektrischer Mixer
- Gefäß mit Deckel für 100 ml oder Airless-Flasche

Zubereitung

1. Mit sterilem Material arbeiten (Seite 24/25). Die abgemessene Wassermenge in die Schale gießen. Guarkernmehl auswiegen oder abmessen, auf einen trockenen Teelöffel geben und ganz vorsichtig in das kalte Wasser mit einem elektrischen Mixer einrühren, so dass keine Klümpchen entstehen.
2. Es ist wichtig, das eingestreute Pulver sofort zu verrühren. Wenn das Pulver im Löffel mit Wasser in Berührung kommt, bildet es sofort kleine Klümpchen mit dem Gel. Wenn die Mischung schön homogen ist, die Schale ins Wasserbad setzen und unter Rühren zum Kochen bringen (knapp 1 Minute), dann vom Herd nehmen.
3. Rosenwasser (oder Wasserphase Nr. 2), ätherisches Lavendelöl und Grapefruitkernextrakt zugeben, *dann gegebenenfalls die Wirkstoffphase,* und mit dem Schneebesen gründlich mischen.
4. Das fertige Gel in ein Gefäß füllen, schließen und beschriften. Gel vor Hitze schützen (am besten im Kühlschrank). Die Haltbarkeit verbessert sich, wenn man das Gel in eine Airless-Flasche füllt.
5. Das Gel befeuchtet und erfrischt die Haut (ideal im Sommer).

Tipp

Dieses Gel kann auch mit Xanthan oder Biogard R 221 (Casgard) in gleicher Dosierung hergestellt werden. Die Herstellung ist die gleiche, jedoch ohne Erwärmung im Wasserbad; d.h. die Mischung bleibt völlig kalt.

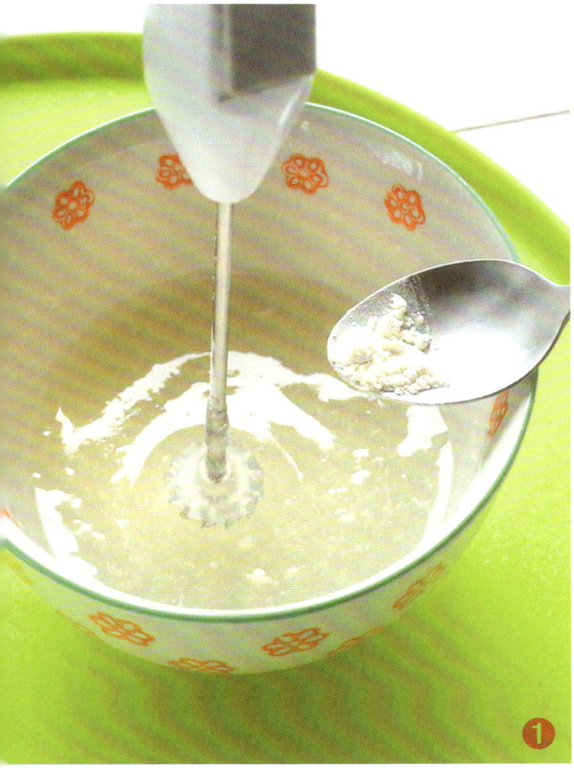
1

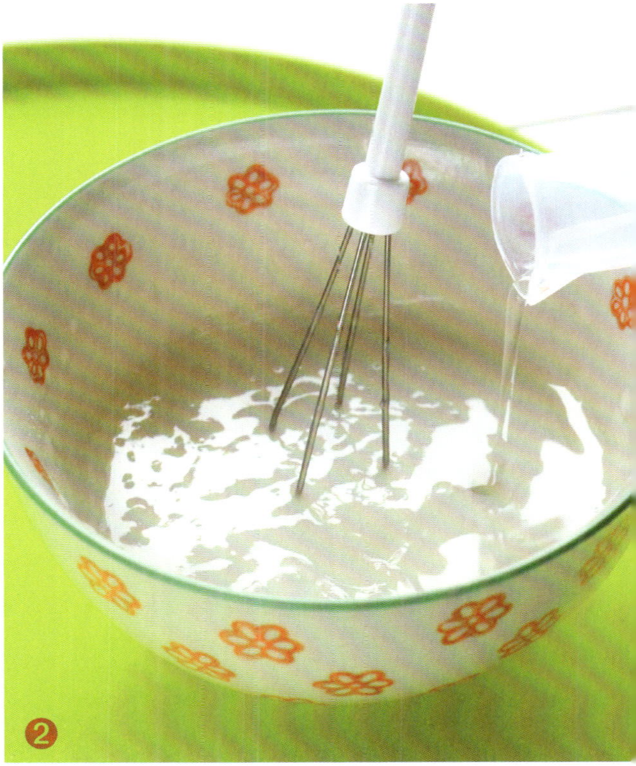
2

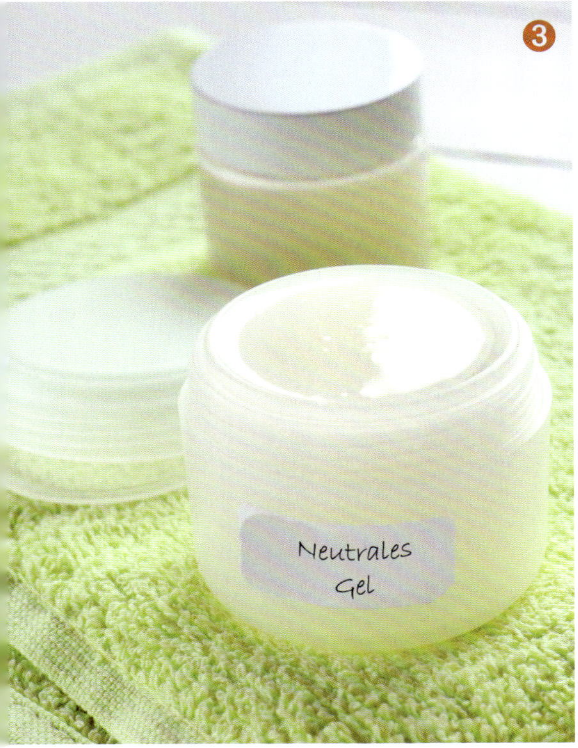
3
Neutrales
Gel

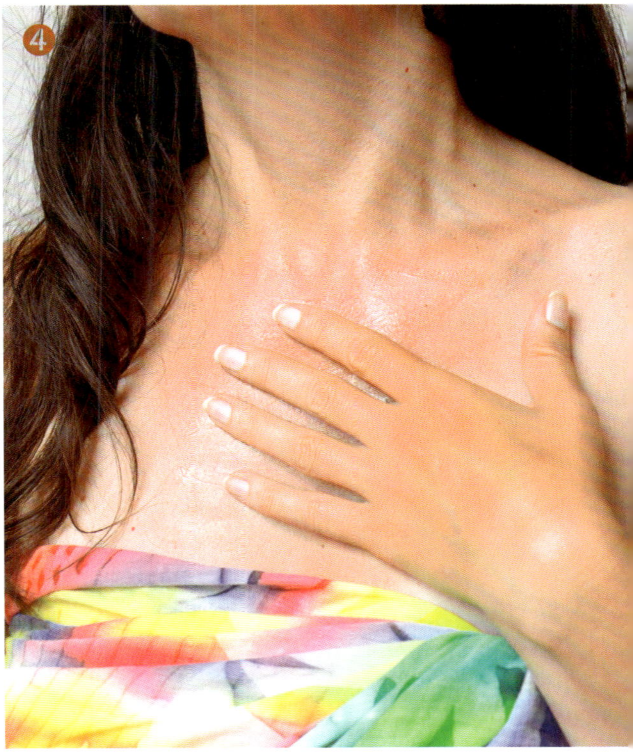
4

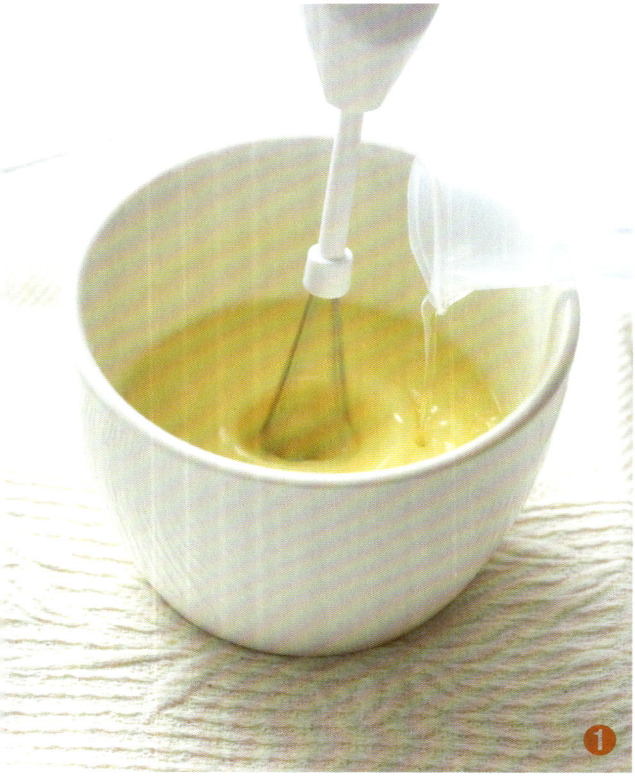
1

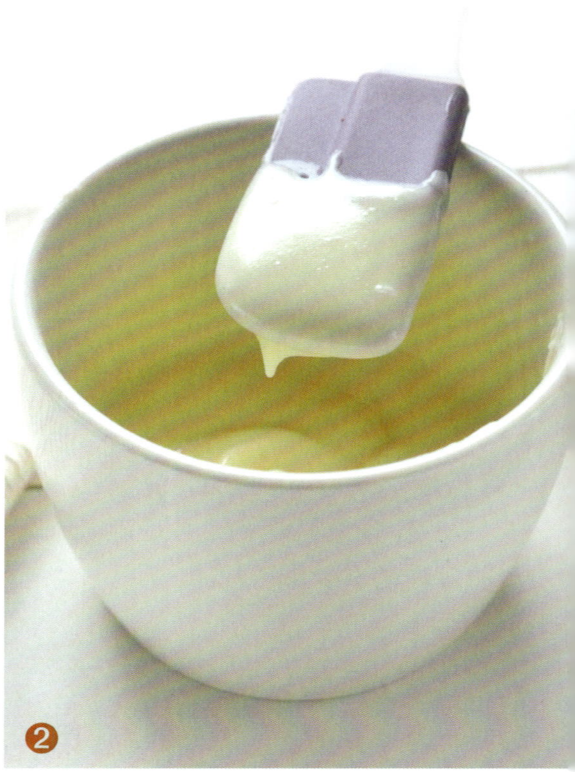
2

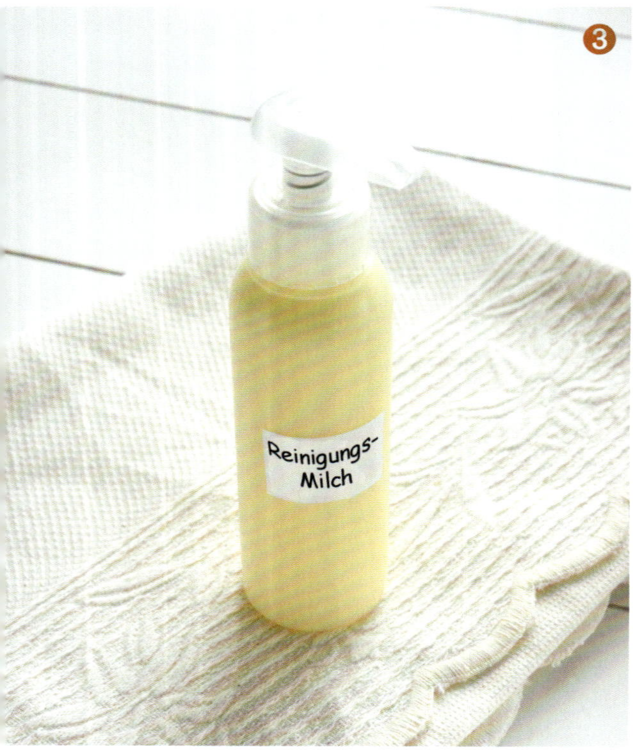
3
Reinigungs-
Milch

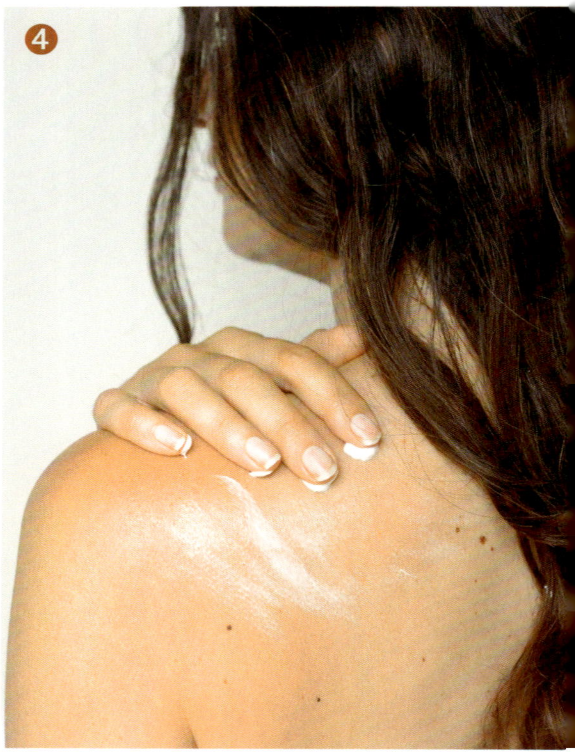
4

Basis Nr. 9
Cremige Reinigungsmilch

Schwierigkeitsgrad: mittel
Zeitaufwand: 15 Minuten
Haltbarkeit: 3 Monate

Anwendung:

Feuchtigkeitsspendende Körpermilch (vorzugsweise mit Sonnenblumenöl oder zum Abschminken (mit Mandelöl), zur Beruhigung bei leicht entzündeter Haut (ebenfalls mit Mandelöl).

Aussehen/Textur:

weißschimmernde, durchscheinende Milch; dünnflüssig, eindringend.

Hygienegrad: ++

Zutaten (für ca. 100 ml):

- 4 g Reiswachs (oder ein anderes)
- 55 g (60 ml) Mandelöl oder Ölphase
- 7,5 g (6 ml) Pflanzliches Glyzerin oder Hydroglyzerinphase (Mazerat)
- 10 Tropfen Antioxidationsmittel (Vitamin E oder CO_2-Rosmarin)
- 20 Tropfen echtes ätherisches Lavendelöl oder antimikrobielles Konservierungsmittel
- 35 g (35 ml) destilliertes Wasser, Rosenwasser oder Wasserphase.

Material:

- Hitzebeständige Schale
- Topf für das Wasserbad
- Schneebesen oder kleiner elektrischer Mixer für die Kosmetik
- Airless-Flasche

Zubereitung

Wachs in Mandelöl im Wasserbad schmelzen lassen, bis eine klare und homogene Mischung entstanden ist. Vom Herd nehmen, pflanzliches Glyzerin oder Hydroglyzerinphase (Mazerat), die zwei gewählten Konservierungsmittel (antioxidativ und antimikrobiell) hinzufügen, *dann ggf. auch die Wirkstoffphase*.

1. und 2. Anschließend sofort die Wasserphase (Wasser, Hydrolat) einarbeiten, die Flüssigkeit dabei langsam unter ständigem Rühren mit Schneebesen (kleiner Elektromixer) zugießen. Die Mischung muss absolut homogen sein. Weiterrühren, bis die Milch abgekühlt ist.
3. Bei Bedarf mit einem Trichter in eine Pumpflasche aus Glas oder Kunststoff füllen. Bei diesem sensiblen Präparat ist es für die Haltbarkeit wichtig, möglichst den Kontakt mit der Luft oder den Fingern zu vermeiden. Bei Raumtemperatur aufbewahren.
4. Diese Basis eignet sich hervorragend als feuchtigkeitsspendende Körpermilch.

Tipp

Für eine festere Konsistenz vom Typ „dünnflüssige Creme“ genügt es, etwas mehr Wachs zuzugeben (5 bis 6 g).

Basis Nr. 10
Zweiphasige Aloe-Emulsion

Schwierigkeitsgrad: mittel
Zeitaufwand: 5 - 10 Minuten
Haltbarkeit: 2 Monate

Anwendung

Feuchtigkeitsspendende und beruhigende Pflege für die trockene, zarte, empfindliche Haut (Gesicht und Körper), feuchtigkeitsspendende Haarpflege und Regenerierung von strapaziertem Haar (trockene Spitzen mit einer kleinen Menge durchkneten).

Aussehen/Textur

dickflüssig, elfenbein- bis bernsteinfarben, opalisierend, leicht fettig, kühlend und sehr eindringend

Hygienegrad: ++

Zutaten (für ca. 100 ml):

- 50 g (50 ml) Aloe-Gel aus der Tube
- 46 g (50 ml) Sonnenblumenöl oder Ölphase
- 5 Tropfen antioxidatives Konservierungsmittel (Vitamin E oder CO_2-Rosmarin)
- 20 Tropfen echtes ätherisches Lavendelöl oder antimikrobielles Konservierungsmittel

Material:

- Hitzebeständige Schale
- Schneebesen oder elektrischer Mixer für die Kosmetik
- Flasche oder Airless-Flasche.

Zubereitung

1. und 2. Das Aloe-Gel in eine Schale geben und das Sonnenblumenöl kalt mit dem Schneebesen gut einarbeiten. Die beiden gewählten Konservierungsmittel dazugeben, danach ggf. auch *die Wirkstoffphase*
3. Weitere 1 bis 2 Minuten mischen, dann die Emulsion vorzugsweise in eine Pumpflasche aus dunklem Glas oder eine Airless-Flasche abfüllen. Bei Raumtemperatur aufbewahren.
4. Diese Emulsion eignet sich auch für die Haarpflege und lässt sich gut ausspülen.

Tipp

Die Stabilität der Mischung variiert je nach Stabilisierungsmittel im verwendeten Aloe Vera Gel, das sich von Marke zu Marke unterscheidet. Wenn die Emulsion nicht mehr homogen ist, die Flasche einfach kräftig schütteln, um die wässrige und ölige Phase wieder zu mischen.

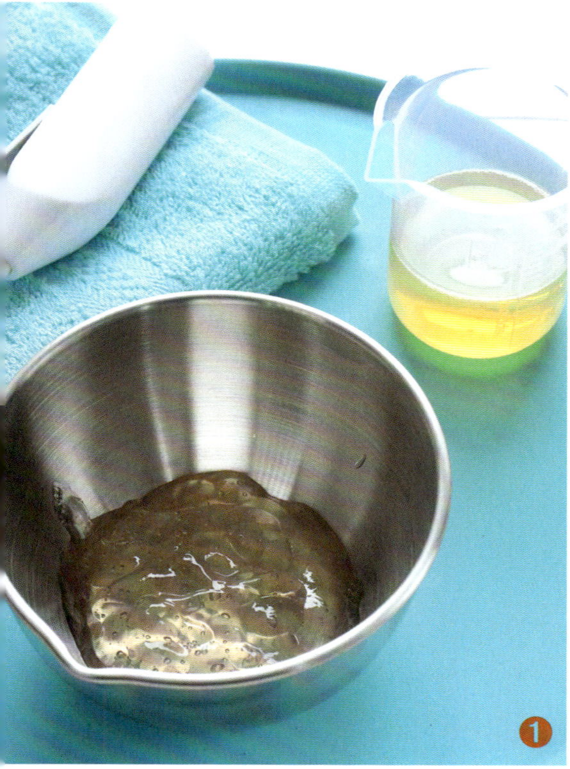

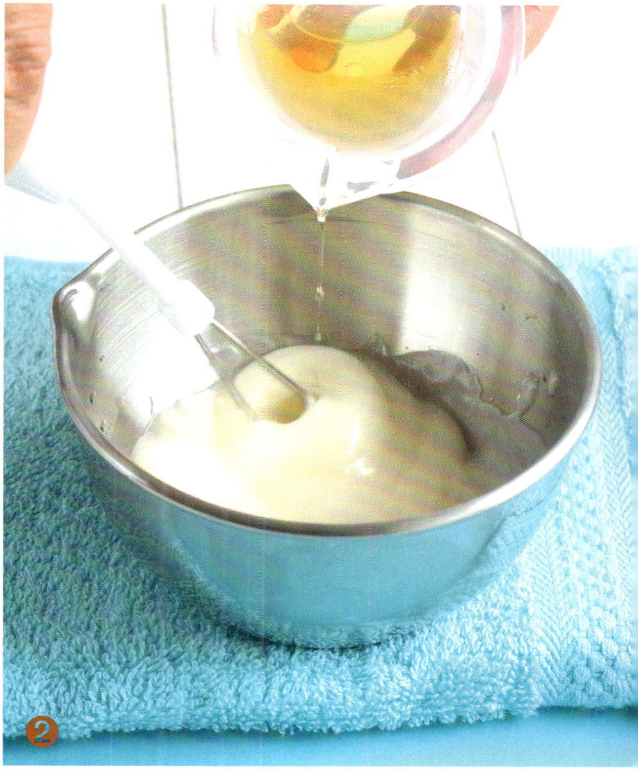

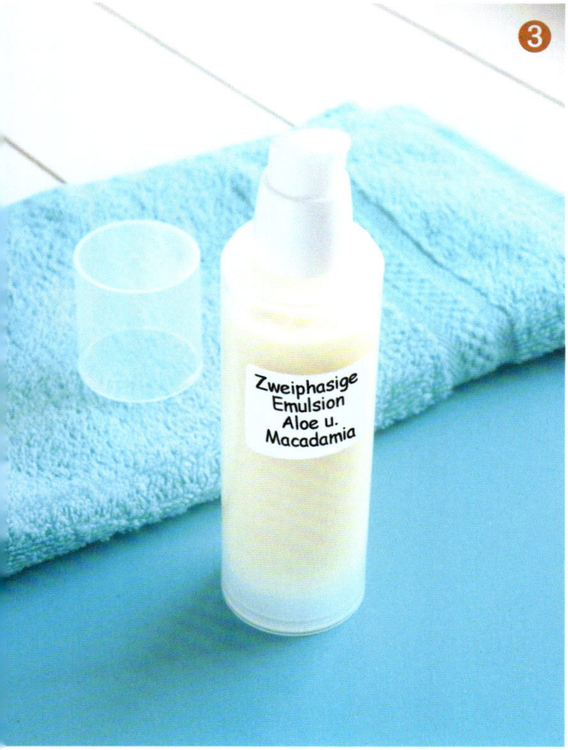
Zweiphasige
Emulsion
Aloe u.
Macadamia

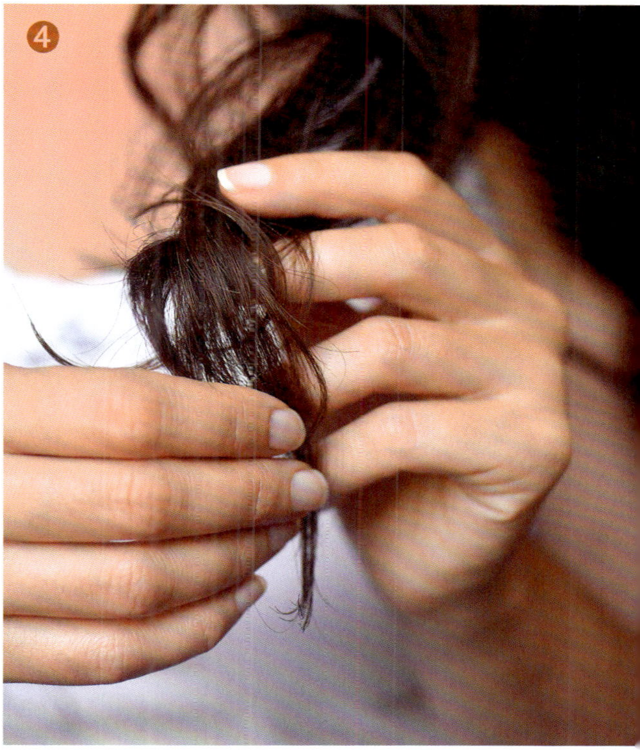

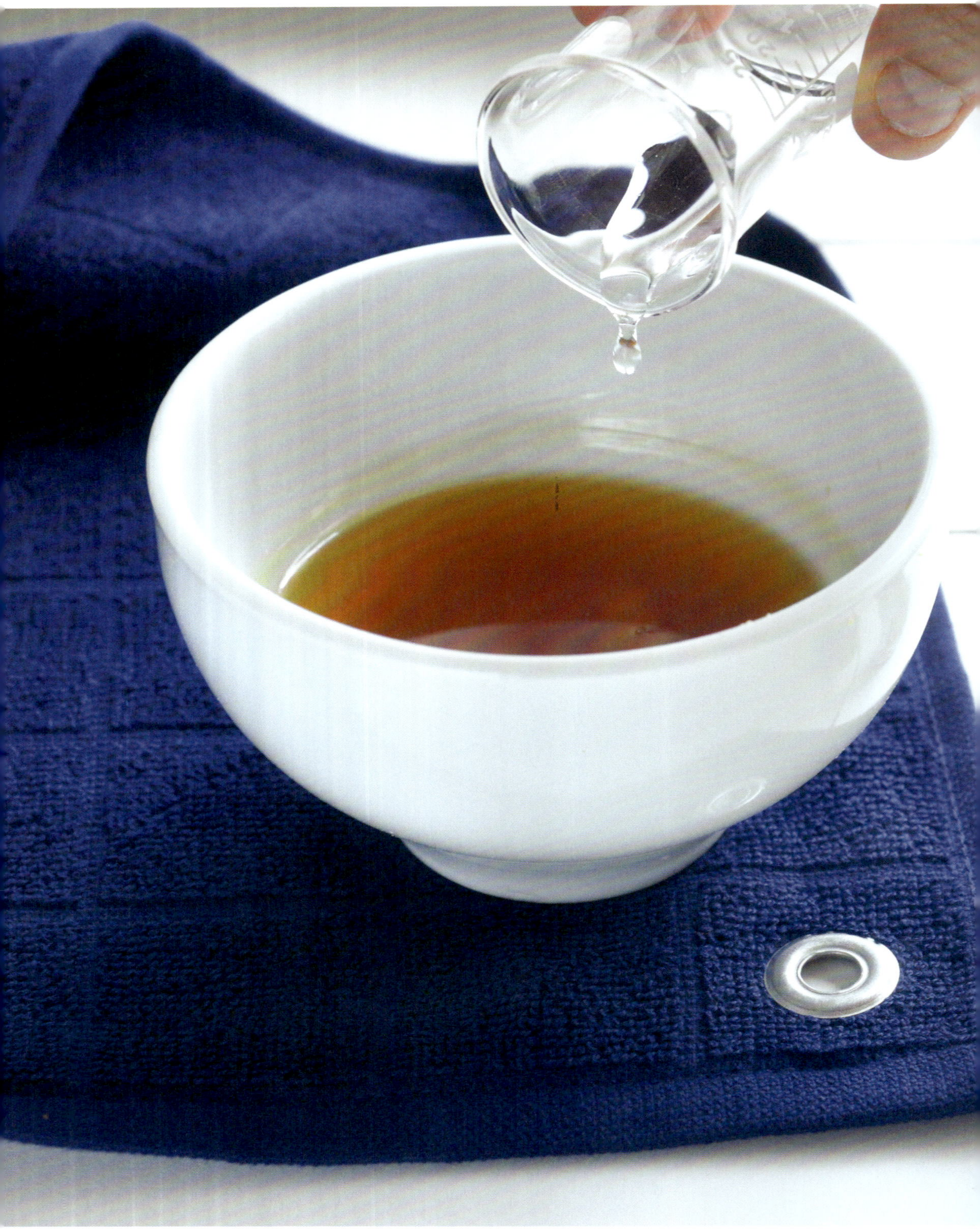

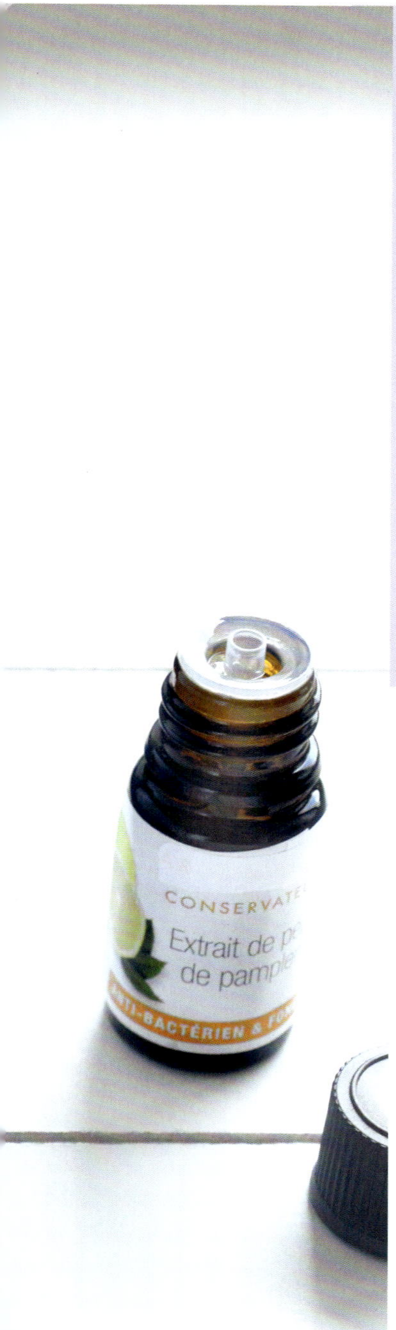

3 Pflegemittel nach Maß

- Wie wird ein gezielt wirksames Pflegemittel zubereitet?
- Was kann man selber behandeln?
- Vier einfache Mittel für alle Fälle
- Behandlung von banalen Hautproblemen
- Behandlung von kleinen Wunden, Hautverletzungen und frischen Narben
- Behandlung von Sonnenbrand und leichten Verbrennungen
- Behandlung von Beulen, Blutergüssen und einfachen Verstauchungen
- Behandlung von Insektenstichen
- Hand- und Fußpflege
- Pflege bei Sport und an der frischen Luft
- Pflege bei Durchblutungsstörungen und geschwollenen Beinen
- Pflege für Muskeln und Gelenke
- Pflege für Schwangere und Kleinkinder
- Pflege im Winter und Verschiedenes

Wie wird ein gezielt wirksames Pflegemittel zubereitet?

Wenn man die Herstellung der Salbengrundlagen beherrscht, wäre es schade, sich nur auf einfache kosmetische Pflegemittel fürs Wohlbefinden zu beschränken. Unser Ziel ist nämlich, die Salbengrundlagen mit ätherischen Ölen und anderen Wirkstoffen zu vermischen, um ihnen besondere Eigenschaften zu verleihen: z.B. antimikrobielle, abschwellende, beruhigende, schmerzstillende etc. Mit den Salbenbasen kann man eine ganze Reihe von Mitteln herstellen, um eine Vielzahl von Alltagsbeschwerden zu lindern. Dafür stellt man die ausgewählte Basis mit den in den Rezepten angegebenen Zutaten her. Die *Wirkstoffphase* (ätherische Öle und/oder konzentrierte Wirkstoffe), im entsprechenden Stadium *kursiv gedruckt*, wird mit dem jeweiligen Grundrezept gemischt. Wie schon erwähnt, wirken die meisten ätherischen Öle antiseptisch und machen die Zugabe von antimikrobiellen Konservierungsmitteln überflüssig (Basis Nr. 5 bis 10). Darum kann man bei Basis Nr. 1 bis 4 (ohne Wasserphase) das ätherische Öl einfach der ganzen Formel dazugeben. In den Rezepten Nr. 5 bis 10 (die eine Wasserphase enthalten) *ersetzen* die ausgewählten ätherischen Öle das antimikrobielle Konservierungsmittel, das in der Basis-Formel angegeben ist, wenn es sich um ein ätherisches Öl (Echter Lavendel) oder eine Komposition von ätherischen Ölen (als Konservierungsmittel) handelt. Man kann jedoch ohne Austausch einfach das gewählte ätherische Öl dazugeben, ohne dass es der Wirksamkeit schadet.

Wie im Abschnitt „Bitte vor der praktischen Arbeit lesen“ (Seite 45) erwähnt, kann man in den Basis-Rezepten zahlreiche persönliche Substitutionen vornehmen. Man kann z.B. die ganze Ölphase durch ein Ölmazerat, ein reichhaltiges Öl oder eine Ölmischung ersetzen.

Abgesehen von wenigen Ausnahmen, die von Fall zu Fall genannt werden, eignen sich diese Salben nicht nur für Erwachsene, sondern auch für Kinder ab 5 Jahren.

Achtung!

Alle Präparate, die ätherische Öle enthalten, sollten nicht während der Schwangerschaft, der Stillzeit und für Kinder unter 5 Jahren angewendet werden. Mehrere Rezepte für werdende Mütter und Säuglinge finden sich auf den Seiten 96 bis 99.

Anreichern einer neutralen Basis

Eine selbst hergestellte neutrale Basis kann man ebenso wie eine gekaufte neutrale Salbe mit verschiedenen ätherischen Ölen anreichern, indem man die ätherischen Öle kalt einarbeitet. Für die vorhandene Menge an Salbengrundlage ist zunächst die genaue Tropfenzahl der zuzugebenden ätherischen Öle zu berechnen. Wenn man z.B. 25 ml Sabenbasis anreichern will, ist die Tropfenzahl, die bei den folgenden Rezepten oft bezogen auf 50 ml (oder 100 ml) angegeben ist, zu halbieren (bzw. zu vierteln).

Beim Einarbeiten muss man natürlich sehr sauber arbeiten: Hände waschen und Arbeitsfläche, Gefäße und Utensilien mit 60 oder 70%igem denaturiertem Alkohol reinigen. Um eine dickflüssige Basis (Salbe, Creme oder Gel) anzureichern, arbeitet man am besten in dem Tiegel, in dem sich die neutrale Basis befindet. Wenn der Tiegel zu voll ist, sollte die Basis zum Verrühren in einen größeren Tiegel umgefüllt werden.

Nun werden die ätherischen Öle nach dem gewählten Rezept tropfenweise vorsichtig und gleichmäßig auf die Salbenoberfläche verteilt (d.h. nicht alle Tropfen auf die gleiche Stelle geben). Mit einem Teelöffel aus Edelstahl, besser noch mit einem Kosmetikspatel oder Silikonschaber wird das ätherische Öl sorgfältig in die Basis eingearbeitet und ca. 2 Minuten lang umgerührt. Dann die Salbe wieder in den ursprünglichen Tiegel umfüllen. Vor Gebrauch mindestens 24 Stunden lang ruhen lassen, damit sich die ätherischen Öle in der Basis gut verteilen können.

Um eine flüssige Basis (Milch oder Gel) anzureichern, die Flasche öffnen und die ätherischen Öle tropfenweise durch den Flaschenhals hineingeben. Eventuell mit einem Glasstab verrühren. Die Flasche verschließen und mindestens 1 Minute lang schütteln, bis alles gut vermischt ist. 24 Stunden ruhen lassen, damit die ätherischen Öle sich gut verteilen und vor dem ersten Gebrauch nochmals gut schütteln.

Wenn eine Akutbehandlung nötig ist

Auch wenn man gut versorgt ist und die Hausapotheke eine Reihe von Salben enthält, hat man nicht unbedingt jederzeit die richtige Salbe zur Hand. Aus diesem Grund sind einige Express-Rezepte für Situationen, in denen man schnell handeln muss, in einer Tabelle zusammengefasst (siehe S. 104 bis 105).

Die Vorgehensweise ist immer die gleiche: man entnimmt eine kleine Menge der gewünschten Basis mit einem in Alkohol gereinigten Spatel aus dem Tiegel, z.B. Aloegel oder eine neutrale Basis aus dem Buch oder eine natürliche neutrale Creme aus dem Handel. In der hohlen Handfläche oder in einem Schälchen wird die Basis mit den angegebenen ätherischen Ölen (im Schnitt 2 bis 3 Tropfen) vermischt und sofort auf die zu behandelnde Stelle aufgetragen und gut einmassiert.

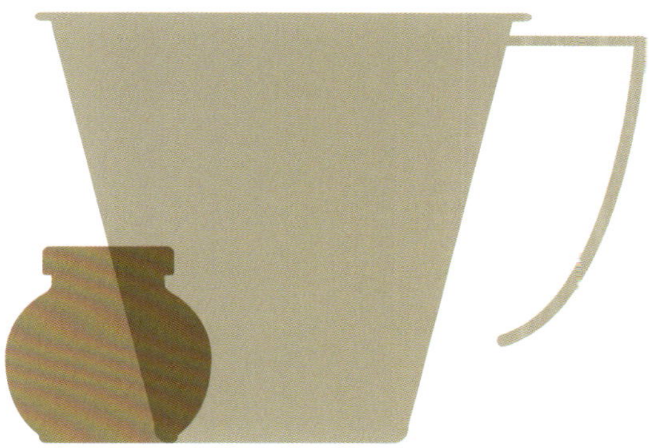

Was kann man selber behandeln?

Bevor es im Weiteren um die Herstellung der eigentlichen Behandlungsmittel geht, ist es wichtig, einige Grundregeln für eine überlegte und sinnvolle Selbstbehandlung zu kennen und zu beachten.

Generell sollte man stets einen Arzt um Rat fragen, wenn die Symptome ungewöhnlich schwer und schmerzhaft sind, wenn sie über eine längere Zeit andauern oder wenn sich trotz Behandlung keine Besserung einstellt. Doppelte Vorsicht ist geboten, wenn der Patient ein Baby, ein Kind unter 10 Jahren, eine Schwangere oder stillende Frau, eine chronisch kranke Person, die Medikamente einnimmt, ein Asthmatiker oder Allergiker ist. Bei bestimmten Erkrankungen sind die Grenzen der Selbstbehandlung etwas strenger zu beachten, auch wenn nur leichte bis mäßige Symptome auftreten:

Beschwerden der Atemwege: Bei chronischem Symptomen, starken Halsschmerzen, sehr rotem oder weißem Rachen, Fieber oder Atembeschwerden ist ein Arzt zu konsultieren.

Hauterkrankungen: Nur vorübergehende Probleme selbst behandeln (z.B. eine leichte Entzündung) oder bei klar diagnostizierten chronischen Erkrankungen als Ergänzung zur ärztlichen Behandlung (z.B. bei Akne, Ekzem, Psoriasis...). Wenn die Symptome trotz Behandlung andauern, ist ärztlicher Rat einzuholen.

Kreislaufbeschwerden: Nur einfache harmlose Erkrankungen selber behandeln (z.B. schwere oder geschwollene Beine nach einer Wanderung oder als Folge von Hitze, banale Hämorrhoiden).

Muskel-, Sehnen- und nichtrheumatische Gelenkschmerzen: einen Arzt konsultieren, wenn die Schmerzursache unbekannt ist (z.B. körperliche Überanstrengung oder schlechte Körperhaltung), oder wenn der Schmerz intensiv, anhaltend oder wiederkehrend ist.

Rheuma (Arthrose): Die im Buch (S. 94) vorgeschlagene Behandlung kann als Ergänzung zur medizinischen Behandlung dienen. In manchen Fällen lässt sich durch die Selbstbehandlung die Einnahme von konventionellen Schmerzmitteln reduzieren.

Stiche (Insekten- und andere): Bei Stichen von Hornissen, schwarzer Witwenspinne, Skorpion, mehreren Wespen oder Bienen mit allergischen Reaktionen (starke Schwellung, Gesichtsödem, rote Flecken, Atemnot, Übelkeit) sofort den Notarzt rufen.

Verbrennungen: Nur oberflächliche und kleine Verbrennungen selbst behandeln. In allen anderen Fällen einen Arzt konsultieren, insbesondere bei schwererem Sonnenbrand mit Verbrennungen zweiten und dritten Grades.

Verletzungen, kleine Unfälle (Sturz, Schlag, Verstauchung): Wenn Verdacht auf Knochenverletzung besteht oder wenn das verletzte Gelenk stark geschwollen, rot oder blaurot, warm oder sehr schmerzhaft ist, einen Arzt konsultieren. Eine schlecht behandelte Verstauchung kann ernsthafte Komplikationen nach sich ziehen.

Wenn nach einem Schlag auf den Kopf (Gehirnerschütterung) Schwindel, Kopfweh, Sehstörungen, Taumel, Erbrechen folgen, sofort einen Arzt konsultieren (ärztlicher Notruf: 112).

Wunde, Schnittverletzung, Biss: Wenn die Verletzung ausgedehnt, tief, infiziert und/oder sehr schmerzhaft ist, einen Arzt konsultieren.

Sich vor Allergien schützen

Pflanzenöle lösen im Prinzip keine Allergien aus. Kalt gepresste Öle können jedoch Spuren von Eiweißallergenen enthalten.

- Wer auf Nüsse allergisch ist, sollte Kokos-, Macadamia- und Haselnussöl meiden. Für das süße Mandelöl (oft unumgänglich) sollte man auf jeden Fall ein sehr reines Öl in pharmazeutischer Qualität ohne Eiweißspuren wählen oder alternativ auf ein anderes Pflanzenöl wie Olivenöl ausweichen.
- Wer auf Asterngewächse (Korbblütler, *Asteraceae*) allergisch ist, sollte die Öle von Färberdistel und Sonnenblume meiden, ebenso die Mazerate von Schafgarbe, Arnika, Ringelblume, Kamille, Sonnenhut und Gänseblümchen.
- Wer besonders allergisch reagiert, sollte vor der Anwendung einer neuen konzentrierten Zutat, vor allem bei Propolis-Öl oder Propolis-Extrakt, einen Hauttoleranz-Test durchführen.

Hauttoleranz-Test

1 bis 2 Tropfen des Testmaterials in einigen Tropfen Jojobaöl auflösen (oder in jedes andere gut verträgliche Öl). Die Mischung auf der Innenseite des Handgelenks und in der Ellbogenfalte leicht einmassieren. Einige Stunden abwarten (3 bis 4 Stunden). Wenn sich keine Reaktion zeigt, ist der Test negativ und man kann die getestete Zutat ohne Risiko anwenden. Wenn aber eine Rötung, kleine Pickel, Juckreiz, Kribbeln, Brandwunden (Verbrennung) auftreten, sofort mit klarem Wasser abspülen und diese Zutat nicht benutzen.

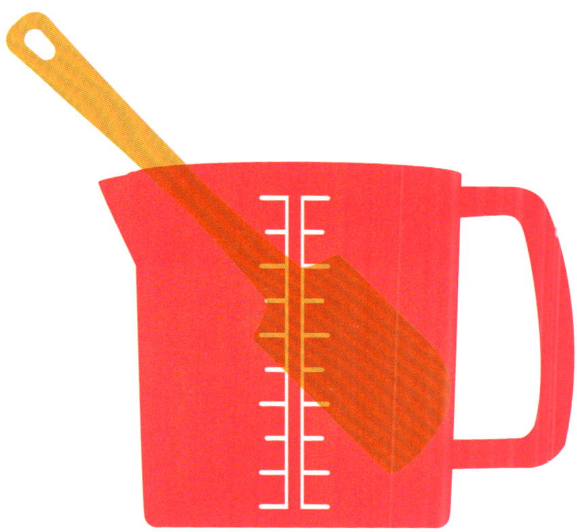

Vier einfache Mittel für alle Fälle

Im Folgenden sind einige ganz einfache und besonders nützliche Rezepte genannt, um kleineren alltäglichen Beschwerden in der Familie, die häufig und harmlos sind, zu begegnen. Man kann die Mittel im Voraus zubereiten, um sie bei Bedarf zur Hand zu haben.

1 Beruhigender Schutzbalsam

- Wahlweise Basis Nr. 1, 2, 5, 6 oder 7 zubereiten
- Empfohlene Ölphase: Kamillen- oder Calendula-Mazerat
- Wirkstoffphase (für 50 ml Basis):
  - 10 Tropfen Echtes Lavendel-Öl
  - 10 Tropfen Petitgrain bigarade-Öl
  - 5 Tropfen Römisches Kamillen-Öl

Sie eignet sich zur Vorbeugung gegen Hautreizungen, Blasen, Frostbeulen und Schrunden, zum Schutz der Füße vor einer Wanderung, der Hände vor einer handwerklichen Arbeit (Transport, Garten), und zum Schutz der Lippen, Hände, Ohren und Füße bei großer Kälte.

Diese vielseitige Salbe hilft bei trockener, gereizter Haut und bei Sonnenbrand und schützt Hände und Füße.

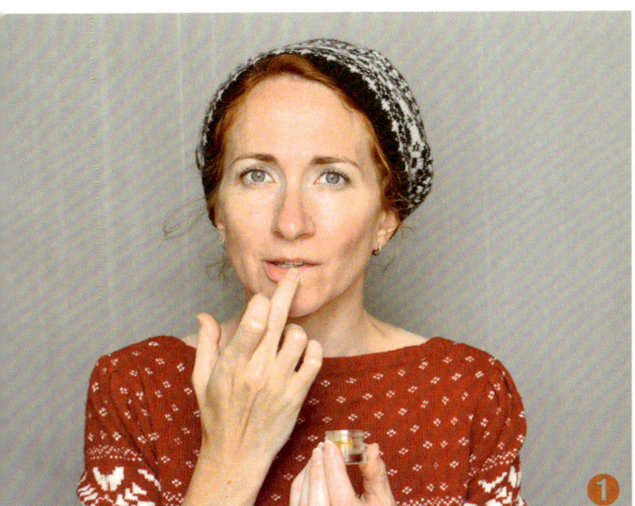

1

2 Erfrischendes Feuchtigkeitsgel

- Neutralgel gemäß Rezept Nr. 8 nach Vorschrift zubereiten
- Wirkstoffphase (zusätzlich zum Echten Lavendelöl) (für 50 ml Basis):
  - 10 Tropfen Ravintsara-Öl oder Saro-Öl
  - 10 Tropfen Pfefferminze-Öl
  - 5 Tropfen Duftgeranien-Öl
  - 5 Tropfen Pfefferminz-Eucalyptus-Öl (*E. radiata*)

Ein- bis zweimal täglich auf verschwitzte oder trockene Stellen einmassieren, wenn nötig mehrere Tage lang wiederholen.

Dieses Gel ist besonders angenehm im Sommer, wenn die Haut von der Sonne und der frischen Luft angegriffen ist. Ebenso wirkt es hervorragend kühlend nach dem Rasieren und nach der mechanischen Haarentfernung (Epilation).

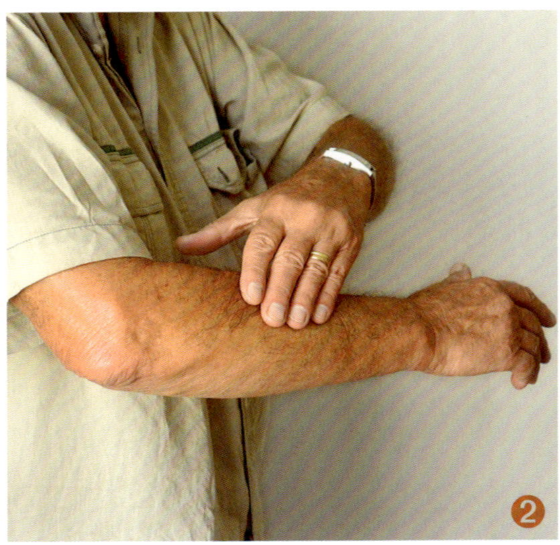

2

3 Schmerzstillende Salbe

- Basis nach Rezept Nr. 1, 5 oder 7 zubereiten
- Empfohlene Ölphase: Johanniskraut- oder Lorbeermazerat
- Wirkstoffphase (für 50 ml Basis):
  - 10 Tropfen Römisches Kamillen-Öl
  - 10 Tropfen Wintergrün-Öl (*Gaultheria procumbens*)
  - 10 Tropfen Wacholder-Öl
- Zweimal täglich schmerzhafte Stellen einmassieren, wenn nötig, mehrere Tage lang.

Durch die Kombination eines schmerzwirksamen Mazerats mit ätherischen Ölen, die komplementäre schmerzstillende Eigenschaften haben, kann diese Salbe leichte bis mäßige Schmerzen an diversen Körperpartien (Lenden, Gelenke, Muskeln, Sehnen) lindern.

4 Allgemeine Expressbehandlung

- Rezept:
  - 1 haselnussgroße Menge Aloe-Gel,
  - 2 Tropfen ätherisches Lavendel-Öl
- Die Zutaten in einem Schälchen mischen und sofort anwenden.

Diese zwei wertvollen Inhaltsstoffe sind so vielseitig und wirkungsvoll, dass sie kleine Wunden heilen, eine leichte Entzündung oder einen Insektenstich lindern, bei Aknepickeln oder Herpesbläschen helfen und zur Behandlung eines Ekzems oder einer Mykose taugen.
Es ist eine ideale Sofortlösung, bis man ggf. ein spezifischeres Behandlungsmittel zubereiten kann.

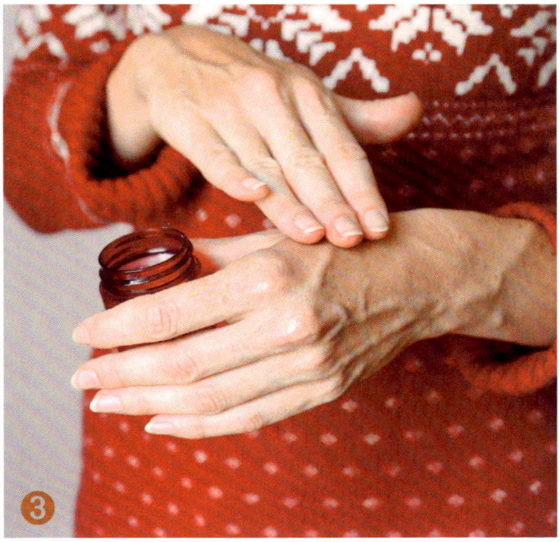

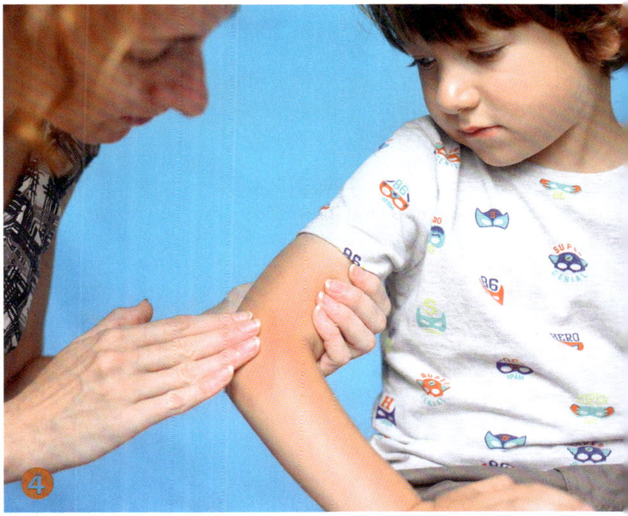

Behandlung von banalen Hautproblemen

Die natürlichen Wirkstoffe haben in zahlreichen Studien ermutigende Heilerfolge bei Hautproblemen gezeigt. Oft sind solche Hautprobleme harmlos, können aber die körperliche Verfassung und das Wohlbefinden der Menschen beeinträchtigen. Bei ernsthafteren Erkrankungen (Psoriasis*, Ekzem) kann eine Selbstbehandlung mit natürlichen Mitteln ergänzend zu der Behandlung durch einen Arzt sehr nützlich sein. Die Pflanzenöle unterstützen besonders die ausreichende Hautfeuchtigkeit, die eine Grundvoraussetzung für gesunde Haut ist.

Hauttrockenheit

Feuchtigkeitscreme für zu trockene Haut

- Eine Glyzerinbasis zubereiten (Nr. 2 für einen Balsam, Nr. 6 für eine flüssigere Creme) (50 ml)
- Empfohlene Hydroglyzerin-Phase: Gurken- oder Indischer Wassernabel-Hydroglyzerin-mazerat
- Empfohlene Ölphase: Öl von Nachtkerze, Borretsch oder Avocado
- Wirkstoffphase (anstelle eines antimikrobiellen Konservierungsmittels für Basis Nr. 6) (für 50 ml Basis):
  - 10 Tropfen Lavendel-Öl
  - 10 Tropfen Petitgrain bigarade-Öl (Bitter orange, *Citrus aurantium ssp. aurantium*)
- Morgens und abends auf die entsprechenden Stellen auftragen.

Feuchtigkeitsspendende Milch für die trockene Haut

- Wahlweise Basis Nr. 9 oder Nr. 10 zubereiten
- Empfohlene Ölphase: Eine Mischung aus 50% Sonnenblumen-Öl und 50% Nachtkerzen-Öl oder Borretsch-Öl
- Wirkstoffphase (anstelle eines antimikrobiellen Konservierungsmittels) (für 100 ml Basis):
  - 20 Tropfen Lavendel Öl
  - 20 Tropfen Petitgrain bigarade-Öl (Bitterorange, *Citrus aurantium ssp. aurantium*)
- Morgens und abends auf die entsprechenden Stellen oder auf den ganzen Körper auftragen.

Um den feuchtigkeitsspendenden Effekt zu verstärken, kann man vor dem Auftragen den Balsam mit der gleichen Menge Aloegel in der hohlen Hand vermischen.

Harmlose Hautreizung, empfindliche Haut

Express-Salbe mit Calendula

- Rezept:
  - eine gut haselnussgroße Menge Fettsalbe nach Wahl
  - 2 bis 3 Tropfen Calendula-Extrakt (mit CO_2 extrahiert)
- Die Zutaten in einem Schälchen mischen und sofort auf die betroffene Stelle auftragen.

Gegen Hautreizungen ohne ersichtlichen Grund

Um eine harmlose, leichte Hautreizung ohne genaue Ursache zu lindern, eignen sich diverse Rezepte:
- eine beruhigende Schutzsalbe,
- ein reines Aloegel,
- das Mittel zur allgemeinen Expressbehandlung oder
- jede neutrale Basis nach Wahl (1 haselnussgroße Menge), in die man 1 Tropfen Lavendel-Öl oder Römisches Kamillen-Öl gibt.

Akne

Pflegecreme für die Akne-Haut

- Wahlweise Basis Nr. 6 oder 7 zubereiten
- Empfohlene Ölphase (anstelle von süßem Mandel-Öl): Sonnenblumen- oder Haselnuss-Öl
- Wirkstoffphase (für 50 ml Basis):
  - 5 Tropfen Lavendel-Öl
  - 5 Tropfen Teebaum-Öl (oder Fragonia-, Manuka-, Ravintsara- oder Saro-Öl)
  - 5 Tropfen Grapefruit- oder Pomelo-Essenz
  - 5 Tropfen Rosmarin CT Cineol (oder Rosmarin CT Verbenon)
- Morgens und abends auf die gereinigte und getrocknete Haut als feuchtigkeitsspendende Creme auftragen (siehe nebenstehenden Tipp)

In der vorgesehenen Konzentration birgt die Grapefruit-Essenz grundsätzlich kein fotosensibilisierendes Risiko. Wer jedoch besonders sonnenempfindlich ist, soll eine Grapefruit-Essenz ohne Furocuramine oder stattdessen ein ätherisches Duftgeranien-Öl nehmen. Andererseits kann man ohne Zögern das Teebaum-Öl durch eines der in Klammern vorgeschlagenen ätherischen Öle ersetzen.

Tipp

Die konventionelle reinigende Pflege bei Akne ist oft zu aggressiv. Eine einfache, sanfte und wirkungsvolle Alternative ist die Behandlung mit einer Jojobaöl-Kompresse (oder Kompresse mit Sonnenblumen- oder Haselnuss-Öl).
Bei ungeschminktem Gesicht ist weiße Heilerde, als Milch angerührt, genauso hervorragend wirksam: Einen gestrichenen Teelöffel weißen Ton (Luvos Heilerde) mit ½ Glas Wasser anrühren, auf das Gesicht auftragen, eine Minute lang trocknen lassen und mit klarem Wasser abspülen.
Abschließend in beiden Fällen das Gesicht vorsichtig mit einem Hydrolat (wahlweise Rosenwasser, Lavendel, Rosmarin, Teebaum, Hamamelis) besprühen.

Aknecreme zur Behandlung und Regenerierung

- Wahlweise Basis Nr. 2 oder 3 zubereiten
- Ölphase: Traubenkernöl, besser noch Ölmazerat von Klettenwurzel, Lavendel oder Rosmarin
- Wirkstoffphase (für 50 ml Basis):
  - 10 Tropfen Teebaum-Öl (oder Fragonia-, Manuka-, Ravintsara- oder Saro-Öl)
  - 10 Tropfen Römisches Kamillen-Öl
  - 10 Tropfen Echtes Lavendel- oder Lavandin Super-Öl
- Bei einem Akne-Schub morgens und abends auf die entsprechenden Stellen auftragen.

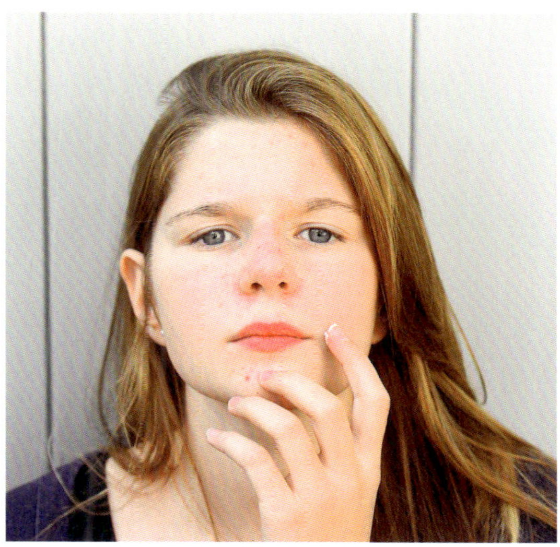

Express-Gel gegen Pickel

- Rezept:
  - 1 haselnussgroße Menge Aloe-Gel
  - 1 Tropfen Teebaum- oder Manuka-Öl
  - 1 Tropfen Ravintsara-Öl
- Alternativ kann man das eine oder beide Öle austauschen gegen Zistrose (*Cistus ladanifer*), Lavendel, Lavandin, Niaouli, Rosmarin CT Cineol oder das Kompositions-Konservierungsmittel (S. 35).
- Wichtig ist, dass insgesamt nicht mehr als 2 bis 3 Tropfen zugegeben werden. Man kann jedoch noch 2 bis 3 Tropfen Grapefruitkern-Extrakt oder 2 bis 3 Tropfen Propolis-Extrakt zugeben (Vorsicht: Propolis macht Flecken auf der Wäsche).
- Zutaten in einem Schälchen mischen und mit sauberem Zeigefinger oder Wattestäbchen direkt auf die Pickel auftragen und gut eindringen lassen. Restliches Gel für die folgenden Tage in ein kleines Probenglas füllen.

Anmerkung

Aufgrund des breiten antimikrobiellen Spektrums der ätherischen Öle wirkt diese Behandlung ebenso bei Herpesbläschen auf den Lippen.

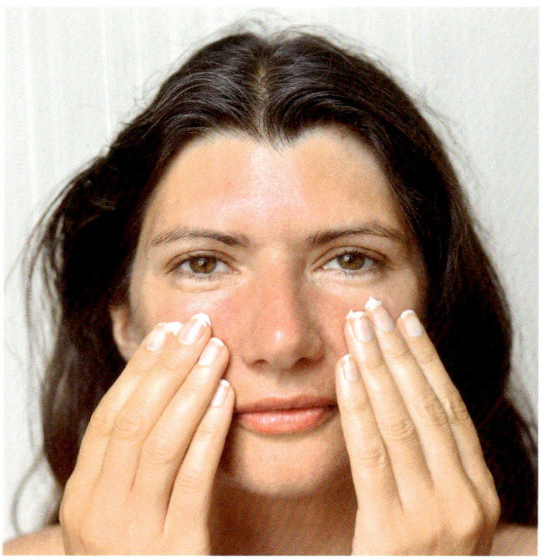

Rötungen, Couperose*, Rosazea*

Creme bei Hautrötungen

- Wahlweise Basis Nr. 6 oder 7 zubereiten
- Empfohlene Ölphase (anstelle von süßem Mandelöl für Basis Nr. 6): Mazerat von Helichrysum, Kamille oder Calendula oder eine Mischung zu gleichen Teilen aus Calophyllum inophyllum (indischer Lorbeer) und süßem Mandelöl
- Wasserphase (gegebenenfalls): Hydrolat von Helichrysum, Hamamelis, Calendula oder Kamille
- Wirkstoffphase (für 50 ml Basis):
  - 10 Tropfen Zypressen-Öl (*Cupressus sempervirens*),
  - 10 Tropfen Duftgeranien-Öl
  - 5 Tropfen Römisches Kamillen- oder Immortellen-Öl (italienische Strohblume)
- Bei empfindlicher Haut, bei Couperose und bei Kälte oder Hitze leicht errötender Haut eine kleine Menge von dieser Creme morgens und abends vor Anwendung der üblichen Feuchtigkeitscreme auf die betroffenen Stellen auftragen. Vorsichtig einmassieren. Diese Kur 3 Wochen fortführen.

Tipp

Zur sanften Reinigung der Haut sei auf die Ratschläge für die Akne-Haut verwiesen (siehe Seite 75).

Milch oder Lotion gegen Rötung

- Wahlweise Basis Nr. 9 oder 10 zubereiten
- Empfohlene Ölphase: Mazerat von Helichrysum, Kamille oder Calendula oder eine Mischung zu gleichen Teilen aus Calophyllum inophyllum und süßem Mandelöl
- Wasserphase (Basis Nr. 9): Hydrolat von Helichrysum, Hamamelis, Calendula oder Kamille

- Wirkstoffphase (für 100 ml Basis):
  - 20 Tropfen Zypressen-Öl
  - 20 Tropfen Duftgeranien-Öl
  - 10 Tropfen Römisches Kamillen- oder Imortellen-Öl

Wenn eine flüssigere Konsistenz gewünscht wird, anstelle der vorherigen Pflegemittels anwenden; als Kur 3 Wochen durchführen.

Juckreiz (Pruritus), Nesselsucht (Urticaria)

Beruhigender Balsam bei Nesselsucht

- Wahlweise Basis 3 oder 4 zubereiten
- Empfohlene Ölphase (anstelle von Mandel-Öl): Ölmazerat von Calendula (Ringelblume)
- Wirkstoffphase (anstelle des antimikrobiellen Konservierungsmittels) (für 50 ml Basis):
  - 10 Tropfen Speik-Lavendel-Öl oder Lavandin Super-Öl
  - 10 Tropfen Palmarosa- oder Citronella Java-Öl
  - 5 Tropfen Pfefferminz-Öl

Vorsicht: Zur Behandlung von Kindern zwischen 5 und 10 Jahren anstatt Speik-Lavendel-Öl immer Lavandin Super verwenden.

Beruhigendes Gel gegen Juckreiz

- Basis Nr. 8 zubereiten
- Wirkstoffphase (für 100 ml Basis):
  - 20 Tropfen Speiklavendel- oder Lavandin Super-Öl
  - 15 Tropfen Pfefferminz-Öl
  - 15 Tropfen Estragon-Öl
- Dreimal täglich lokal anwenden, solange die Symptome bestehen.

Dieses Gel kann gegen Juckreiz, hervorgerufen durch Nesselsucht, Brennnesselstiche, Mücken- oder Milbenstiche (Nesselsucht, Krätze usw.) und Hautmykosen, verwendet werden. Wenn es sich um einen Vaginalpilz handelt, beachten Sie die Formel auf S. 101.

Vorsicht: Zur Behandlung von Kindern zwischen 5 und 10 Jahren anstatt Speik-Lavendel immer Lavandin Super nehmen.

Ekzem (ergänzende Behandlung)

Hautpflegecreme bei atopischer Haut* (Ekzeme und Allergien)

- Wahlweise eine der Basen Nr. 1 bis 7 zubereiten: Basis Nr. 4 und 6 sind besonders gut geeignet. Wenn man kein ätherisches Öl wünscht, nehme man Basis Nr. 1 bis 4
- Wirkstoffphase (anstelle des antimikrobiellen Konservierungsmittels) (für 50 ml Basis):
  - 10 Tropfen Echtes Lavendel-Öl
  - 10 Tropfen Petitgrain bigarade- oder Rosenholz-Öl.
- Morgens und abends auf die betroffenen Stellen auftragen, bei Neigung zu Exzemen, Hautallergien und Entzündungen.

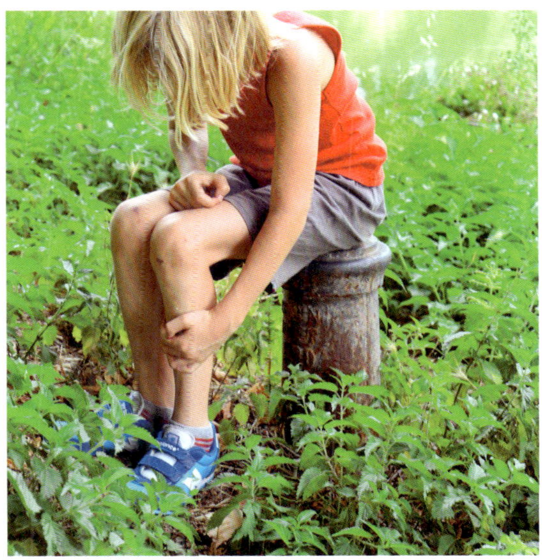

Milch oder Emulsion für die atopische Haut

- Wahlweise Basis Nr. 9 oder 10 zubereiten.
- Ölphase: Das Mandelöl kann durch ein Ölmazerat von Aloe oder Calendula (außer bei Allergie auf Asterngewächse) ersetzt werden.
- Wirkstoffphase (anstelle des antimikrobiellen Konservierungsmittels) (für 100 ml Basis):
  - 20 Tropfen Echtes Lavendel-Öl
  - 20 Tropfen Petigrain bigarade- oder Rosenholz-Öl
- Bei Neigung zu Ekzemen, Hautallergien und Entzündungen morgens und abends auf die betroffenen Stellen auftragen.

Balsam für trockene Ekzeme

- Wahlweise Basis Nr. 5, 6 oder 7 zubereiten
- Ölphase: ¾ Baobab-(Affenbrotbaum)-Öl mit ¼ Callophyllum inophyllum-Öl mischen. An Stelle von Baobab-Öl kann man auch Macadamia-, Sonnenblumen- oder Schwarzkümmel-Öl (Nigella) nehmen.
- Wirkstoffphase (anstelle des antimikrobiellen Konservierungsmittels) (für 50 ml Basis):
  - 10 Tropfen Rosenholz-Öl
  - 10 Tropfen Echtes Lavendel-Öl
  - 5 Tropfen Duftgeranien-Öl
  - 5 Tropfen Pfefferminz-Öl
- Mehrere Tage lang morgens und abends auf die betroffenen Stellen auftragen.

Gel für nässende Ekzeme

- Eine Komposition aus jeweils 20 Tropfen ätherischem Öl zubereiten (siehe Seite 34): Speik- oder Echter Lavendel, Palmarosa, Rosmarin CT Verbenon, Teebaum, Römische Kamille. Gut mischen und beschriften („Komposition für nässendes Exzem")
- Morgens und abends jeweils 2 Tropfen der Komposition mit einer haselnussgroßen Menge Aloegel vermischen und sofort auf die betroffene Stelle auftragen.

Balsam für nässende Ekzeme

- Basis Nr. 3 zubereiten
- Ölphase (anstelle von Mandelöl): Sonnenblumen- oder Makadamiaöl
- Wirkstoffphase (für 50 ml Basis):
  - 5 Tropfen Speik-Lavendel- oder Echtes Lavendel-Öl
  - 5 Tropfen Palmarosa-Öl
  - 5 Tropfen Rosmarin-Öl CT Verbenon
  - 5 Tropfen Teebaum-Öl
  - 5 Tropfen Römisches Kamillen-Öl
- Morgens und abends auf die betroffenen Stellen an mehreren Tagen auftragen

Vorsicht: Zur Behandlung von Kindern zwischen 5 und 10 Jahren anstatt Speik-Lavendel immer Lavandin Super nehmen. Ab 10 Jahren darf man Speik-Lavendel anwenden.

Die Echte Kamille wirkt beruhigend ist nützlich gegen Hautirritationen aller Art.

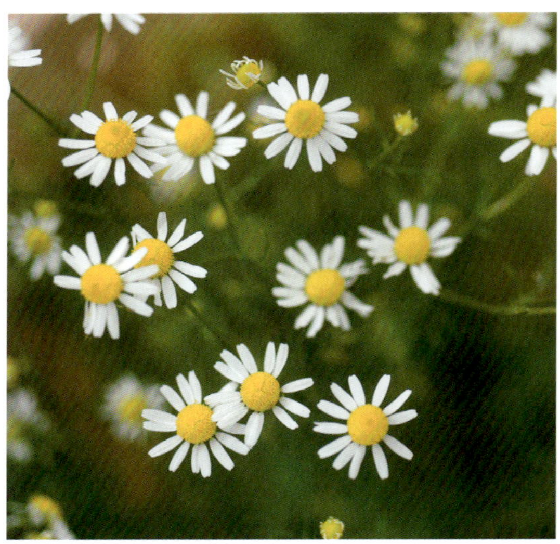

Psoriasis (ergänzende Behandlung)

Hautpflegecreme bei Psoriasis

- Basis Nr. 4 zubereiten
- Ölphase (anstelle von Mandelöl): Calendula-, Kamille- oder Lavendelmazerat.
- Wirkstoffphase:
  - 5 Tropfen Römisches Kamillenöl
  - 5 Tropfen Echtes Lavendel- oder Rosenholz-Öl
  - 5 Tropfen Teebaum-Öl
  - 5 Tropfen Copaiba-Öl
- Ein- bis zweimal täglich (morgens und abends) auf die betroffenen Stellen auftragen.

Beruhigende Lotion bei Psoriasis (bei einem Schub)

- Basis Nr. 10 zubereiten
- Ölphase: Mischung zu gleichen Teilen eines Mazerats (aus Schafgarbe, Calendula oder Lavendel) und eines wundheilenden Öls (*Calophyllum inophyllum*, Muskatrose, Andiroba oder Schwarzkümmel)
- Wirkstoffphase (für 100 ml Basis):
  - 20 Tropfen Römisches Kamillen-Öl
  - 20 Tropfen Echtes Lavendel- oder Rosenholz-Öl
  - 20 Tropfen Teebaum-Öl
  - 20 Tropfen Copaiba-Öl
- Bei einem Psoriasis-Schub zwei- bis dreimal täglich anwenden. Diese konzentrierte Lotion (4%) kann noch einige Tage verwendet werden

Bei Kindern sollte Speik-Lavendel-Öl immer durch Lavandin-Öl ersetzt werden.

Psoriasis und ätherische Öle: Was die Studien sagen

Leider hat man bis heute noch keine Behandlung gefunden, um die Psoriasis zu heilen. Man verfügt über Medikamente und Naturheilmittel, die besonders bei einem Schub Erleichterung bringen. Unter den ätherischen Ölen befinden sich: Römische Kamille, Copaiba, Zypresse, Rotfichte, Duftgeranie, Helichrysum, Echter Lavendel, Liebstöckel, Rosmarin (CT Verbenon oder Kampfer), Myrrhe, Teebaum, Vetiver und Palmrosa.

Nur die ätherischen Ölen von Copaiba, Echtem Lavendel, Teebaum und auch das Aloegel haben in anerkannten wissenschaftlichen Studien ihre entzündungshemmende und beruhigende Wirkung nachgewiesen. Ebenso ist zu vermerken, dass mit der Mahonie (*Mahonia aquifolium*) sehr ermutigende Resultate erzielt wurden, und es gibt eine Creme mit deren Extrakten.

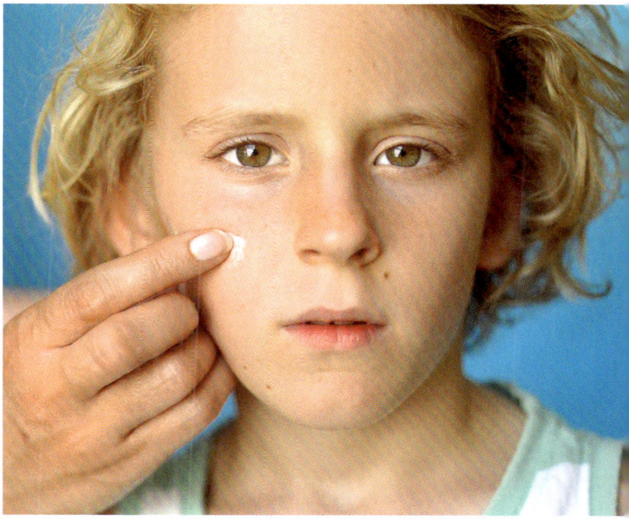

Expressbehandlung bei Psoriasis (Schub)

- Rezept:
  ca. 1 Teelöffel Calendula-Creme (Weleda) oder Bio-Aloe-Gel (Natur Aloe) oder eine ätherische Ölmischung von je 2 Tropfen Teebaum- und Copaiba-Öl.
- Die Zutaten in einem Schälchen gut mischen. Auf die befallenen Stellen bis dreimal täglich auftragen (diese Menge ist ungefähr ausreichend für die Unterarme)

Anmerkung

Manche Autoren empfehlen ein anderes Rezept gegen Psoriasis auf Basis der ätherischen Öle von Liebstöckel und Narde.
Als Express-Version folgendes Rezept:

- 1 Teelöffel Basis (Basis Nr. 4, Calendula-Creme Weleda oder Aloe-Gel Natur „Aloe“) mit
- 2 Tropfen ätherisches Narden-Öl und 1 Tropfen ätherisches Liebstöckel-Öl vermischen.

Hautpilze

Salbe für Hautpilze

- Basis Nr. 1 zubereiten
- Empfohlene Ölphase: Mischung von 25 ml Olivenöl und 20 ml Schwarzkümmel-Öl
- Wirkstoffphase (für 50 ml Basis):
  - 20 Tropfen Teebaum- oder Saro-Öl
  - 10 Tropfen Lorbeer-Öl
  - 10 Tropfen Speik-Lavendel-Öl
  - 20 Tropfen Palmarosa-Öl
- Bis zur Heilung zwei- bis dreimal täglich (morgens und abends) auf die betroffenen Stellen auftragen.

Vorsicht

Mit dieser Salbe kann man keinen Vaginalpilz behandeln (siehe Seite 101).

Expressgel für Hautpilz

- Zutaten:
  - 1 haselnussgroße Menge Aloegel
  - 1 Tropfen Speik-Lavendel-Öl
  - 1 Tropfen Palmarosa-Öl
  - 1 Tropfen Teebaum-Öl
- Die Zutaten in einem Schälchen gut mischen.
- Bis zur Heilung zwei- bis dreimal täglich auf die befallenen Stellen auftragen.

Vorsicht!

Zur Behandlung von Kindern zwischen 5 und 10 Jahren anstatt Speik-Lavendel immer Lavandin Super nehmen.

Behandlung von kleinen Wunden, Hautverletzungen und frischen Narben

Die folgenden Behandlungen und Mittel helfen bei der Heilung von Schrunden, Frostbeulen, Rissen, kleineren Hautgeschwüren, kleinen Verletzungen, Schürfwunden etc. Aber Vorsicht: Wenn es sich um eine möglicherweise verschmutzte Wunde (Biss oder Kratzer von einem Tier, Kratzer durch Rosendornen oder einer anderen Pflanze, Schürfwunde...) handelt, sollte die Wunde vor der Behandlung zunächst gereinigt oder desinfiziert werden. Dazu die betreffende Stelle mit Wasser und ein wenig Seife waschen, abspülen und anschließend eine mit Desinfektionsmittel getränkte Kompresse auflegen, z.B. eine Urtinktur oder ein selbstgemachter Alkoholauszug von Calendula oder Lavendel.

Vorsicht!

Zur Behandlung von Kindern zwischen 5 und 10 Jahren anstatt Speik-Lavendel immer Lavandin Super verwenden.

Heilsalbe mit wertvollem Öl

- Wahlweise Basis Nr. 2, 3 oder 4 zubereiten
- Ölphase: reichhaltiges Wundöl (wahlweise Rosenmuskat, Baobab, Indischer Lorbeer (*Calophyllum inophyllum*), Borretsch, Nachtkerze, Chaulmoogra, Neem) oder ein Mazerat zur Wundheilung
- Wirkstoffphase (für 50 ml Basis):
  - 10 Tropfen Rosenholz-Öl
  - 10 Tropfen Petitgrain bigarade-Öl
  - 5 Tropfen Speik-Lavendel-Öl
  - 5 Tropfen Römisches Kamille-Öl
  - 5 Tropfen Palmarosa-Öl
- Während einiger Tage zweimal täglich auf die verletzte Stelle einmassieren (wenn nötig, vorher desinfizieren), damit die Salbe gut eindringen kann.

Man kann auch die ziemlich teure Lack-Zistrose (*Cistus ladanifer*) anstelle von Speik-Lavendel nehmen.

Heilsalbe (für Schürfwunden, kleine Verletzungen, Kratzwunden...)

- Wahlweise Basis Nr. 1, 5, 6 oder 7 zubereiten
- Ölphase (anstelle von süßem Mandelöl für Basis 6): wundheilendes Ölmazerat (Aloe, Schafgarbe, Calendula, Beinwell, Sonnenhut, Immortelle, Lavendel, Petersilie, Spitzwegerich)
- Wirkstoffphase (für 50 ml Basis):
  - 15 Tropfen Speik-Lavendel-Öl
  - 15 Tropfen Duftgeranien-Öl
  - 10 Tropfen Bergbohnenkraut-Öl
- Einige Tage lang zweimal täglich die verletzte Stelle massieren (wenn nötig, vorher desinfizieren), damit die Salbe gut eindringen kann.

Aloe ist eine unserer wertvollsten Verbündeten, um kleinere Hautverletzungen zu lindern.

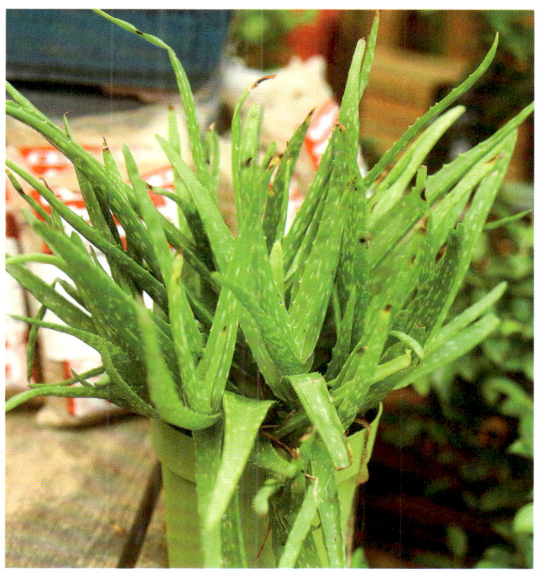

Expresswundheilsalbe (für Schürfwunden, kleine Verletzungen und Kratzer)

- Rezept:
  - 1 Teelöffel Aloegel
  - 1 Tropfen Speik-Lavendel-Öl
  - 1 Tropfen Duftgeranien-Öl
- Zutaten in einem Schälchen mischen
- Sofort auf die Wunde auftragen, wenn nötig zweimal täglich an mehreren Tagen wiederholen, zur Unterstützung der Wundheilung.

Wenn man 3 bis 4 Tropfen organisches Kieselerde-Gel daruntermischt, kann man die Heilwirkung verstärken. Dieser Rat gilt für alle Wundheilsalben, die in diesem Buch vorgeschlagen sind:

2 bis 3 Tropfen Kieselerde-Gel mit einer haselnussgroßen Salbenmenge vor der Anwendung in der hohlen Hand mischen.

Verstärkte Salbe (für Wunden und Prellungen / Quetschungen)

- Basis Nr. 1, 5, 6 oder 7 zubereiten
- Ölphase (anstelle von Mandelöl für Basis Nr. 6): 1 : 1-Mischung aus Ölmazerat von Beinwell und Rosenmuskat- oder Chaulmoogra-Öl
- Wirkstoffphase (für 50 ml Basis):
  - 15 Tropfen Speik-Lavendel-Öl
  - 15 Tropfen Duftgeranien-Öl
  - 10 Tropfen Sanddorn-CO_2-Extrakt
  - 10 Tropfen Arnika-CO_2-Extrakt
- Ein- bis zweimal täglich (morgens und abends) auf die betroffenen Stellen auftragen

Diese Salbe verbindet 4 Wirkstoffe, die sehr heilungsfördernd und regenerierend wirken (Beinwell, Sanddorn, Rose, Arnika) und die durch zwei beruhigende ätherische Öle noch vervollständigt werden. Man kann diese Salbe für Schürfwunden mit tieferen Gewebeverletzungen (z.B. gequetschter Knochen oder aufgeschürftes Knie) empfehlen. Da diese Heilsalbe milde und schwach dosierte ätherische Öle enthält, kann man sie bei Kindern ab 10 Jahren anwenden. Für die Behandlung von Drei- bis Zehnjährigen Speik-Lavendel durch Lavandin Super ersetzen.

Behandlung von Sonnenbrand und leichten Verbrennungen

Verbrennungen passieren schnell, vor allem in der Küche, oder bei längeren Aufenthalten draußen, wenn man sich nicht genügend vor der Sonne schützt. Selbst eine kleine „harmlose“ Verbrennung ist oft schmerzhaft, ihre Heilung kann mehrere Tage oder gar Wochen dauern und u.U. eine Narbe hinterlassen. Als erster Schritt sollte die betroffene Stelle unter kaltes Wasser gehalten werden, je nach Verbrennungsgrad sogar mehrere Minuten lang. Anschließend kommt es darauf an, die Haut feucht zu halten, sie zu kühlen und zu beruhigen und vor Infektionen zu schützen. Danach die Stelle trocknen und großzügig mit Aloe-Gel eincremen; wenn nötig, den Vorgang mehrmals wiederholen. Man denke auch an einen Umschlag auf Ton- oder Tepezcohuite-Puder-Basis (siehe Seite 24). An den folgenden Tagen kann man zur besseren Heilung eine der nachfolgenden Salben anwenden.

Spezielle Brandsalbe

- Wahlweise Basis Nr. 2 oder 6 zubereiten
- Ölphase (anstelle von Mandelöl für Basis Nr. 6):
  Ölmazerat von Aloe, Calendula, Kamille oder Sonnenhut
- Hydroglyzerinphase: Hydroglyzerinmazerat von Tepezcohuite (siehe Seite 41)
- Wirkstoffphase (für 50 ml Basis):
  - 10 Tropfen Speik-Lavendel-Öl
  - 10 Tropfen Duftgeranien-Öl
  - 5 Tropfen Bergbohnenkraut-Öl
- Über mehrere Tage zweimal täglich auf die Brandwunde auftragen.

Beruhigende Apres-Sonnenmilch

- Basis Nr. 9 oder 10 zubereiten
- Empfohlene Ölphase:
  süßes Mandel- oder Sonnenblumenöl oder eine 1:1-Mischung dieser beiden Öle zusammen mit einem Ölmazerat (Aloe, Calendula, Kamille, Lavendel)
- Wirkstoffphase (für 100 ml Basis):
  - 20 Tropfen Echtes Lavendel-Öl
  - 10 Tropfen Römisches Kamillen-Öl
  - 10 Tropfen Rosenholz-Öl (wenn nicht vorhanden: Ho-Holz-Öl (*Cinnamomum camphora*) oder Thymian Linalool-Öl oder Öl der Linaloebeeren (*Bursea delpechiana*))
- Bei erstem Rötungsstrich und/oder Überwärmungsanzeichen auf die betroffenen Stellen auftragen; Anwendung, wenn nötig, wiederholen.

Salbe bei Sonnenbrand

- Beruhigende Schutzsalbe nach Wahl zubereiten (siehe Seite 72 bis 73 „Behandlung für alle Fälle“)
- Über mehrere Tage zweimal täglich auf die Brandwunde auftragen.

Expressbehandlung bei Sonnenbrand

- Rezept:
  - 1 Teelöffel Aloe-Gel oder Bio-Feuchtigkeits-Milch unparfümiert
  - 1 Tropfen Petitgrain bigarade-Öl,
  - 1 Tropfen Echtes Lavendel- oder Rosenholz-Öl
- Zutaten in einem Schälchen mischen und sofort auf die sonnenverbrannte Stelle auftragen. Mehrere Tage lang zweimal täglich anwenden.

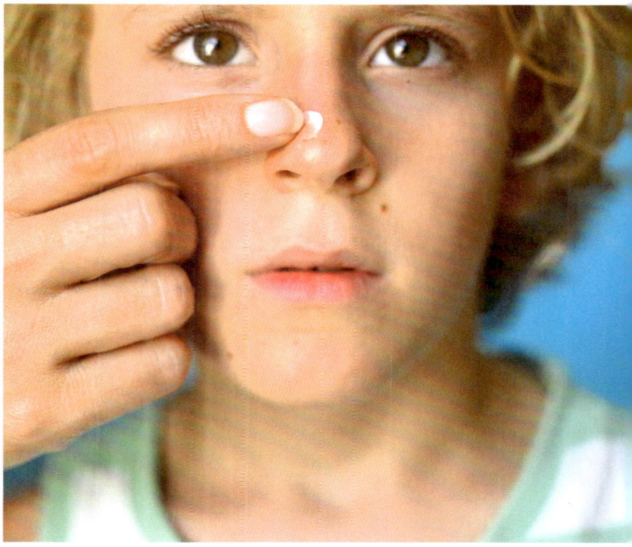

Behandlung von Beulen, Blutergüssen und einfachen Verstauchungen

Radfahren, Wandern, Gartenarbeit… Aktivitäten an der frischen Luft machen Spaß, aber schnell ist auch etwas passiert. Kleinere Unfälle und Blessuren sind oft nichts wirklich Ernstes, solange keine Komplikationen auftreten.

Salbe bei Stoßverletzungen mit Helichrysum und Arnika (verstärktes Rezept)

- Wahlweise Basis Nr. 1, 5 oder 7 zubereiten
- Ölphase: 1:1-Mischung aus Arnika- und Helichrysum-Ölmazerat
- Wirkstoffphase (für 50 ml Basis):
  - 10 Tropfen Copaiba-Öl
  - 10 Tropfen Echtes Lavendel-Öl
  - 10 Tropfen Rainfarn-Öl (*Tanacatum annuum*), wenn nicht erhältlich Duftgeranien-Öl
- Zweimal täglich auf die verletzte Stelle auftragen und lokal einmassieren, wenn nötig, über mehrere Tage hinweg.

Die Kombination von Helichrysum- und Arnika-Mazerat (auch ohne ätherisches Öl: s.u.) zeigt bei Stoßverletzungen und Beulen hervorragende Wirkung. Dieses Rezept beruht auf einer Empfehlung von Veronique Cornaille, die im Terre-Vivante-Zentrum in Mens, Frankreich Workshops geleitet hat.

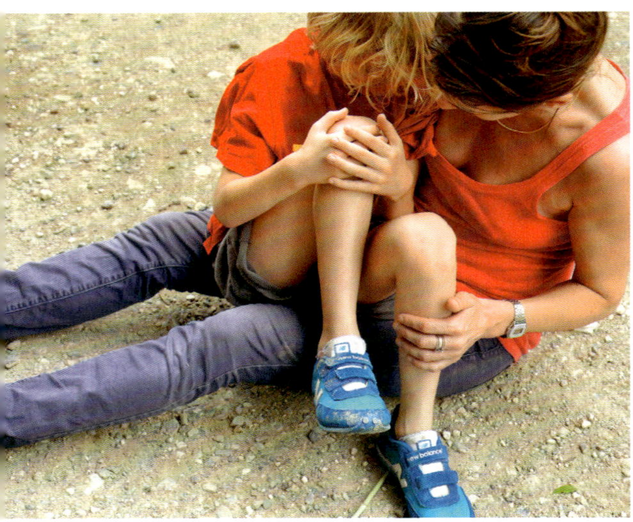

Salbe bei Stoßverletzungen (für Kinder, Schwangere)

- Wahlweise Basis Nr. 1, 5 oder 7 zubereiten
- Ölphase: 1:1-Mischung aus Arnika- und Helichrysum-Ölmazerat
- Auf die verletze Stelle auftragen und lokal einmassieren, wenn nötig, über mehrere Tage.

Salbe bei Stoßverletzungen mit dem „Balsam des Kommandanten“

- Urtinktursalbe zubereiten (Seite 40)
- Hydroalkoholphase: Die Balsamtinktur („baume du Commandeur") kann in Frankreich in der Apotheke bestellt werden.
- Zweimal täglich auf die verletze Stelle auftragen und lokal einmassieren; Anwendung, wenn nötig, mehrere Tage wiederholen.

Diese Heilsalbe lindert kleine Verletzungen sowie Schrunden, Frostbeulen und Risse an Händen und Füßen. Nicht während der Schwangerschaft anwenden, da diese Balsamtinktur die mit den ätherischen Ölen verwandten Oleoresine enthält.

Expresssalbe mit Arnika

- Eine gut haselnussgroße Fettsalbe nach Wahl, 2 bis 3 Tropfen Arnika-CO_2-Extrakt
- Zutaten in einem Schälchen mischen und sofort auf die betroffene Stelle auftragen.

Spezielle Express-Salbe bei Stoßverletzungen (Quetschungen)

- Eine haselnussgroße Menge Aloe-Gel oder Basissalbe nach Wahl
  - 1 Tropfen Speik-Lavendel
  - 1 Tropfen Immortellen- oder Rosengeranium-Öl
- Zutaten in einem Schälchen mischen und sofort auf die betroffene Stelle auftragen.

Salbe für Verstauchungen

- Basis Nr. 1 (supereinfache Salbe) zubereiten
- Ölphase: 1:1-Mischung aus Öl von Oliven und Ginster (oder Johanniskraut, Lorbeer, Ingwer, Wintergrün (*Gaultherea procumbens*))
- Wirkstoffphase (für 50 ml Basis):
  - 30 Tropfen Zitronen-Eukalyptus-Öl
  - 30 Tropfen Pfefferminz-Öl
  - 20 Tropfen Cajeput- oder Copaiba-Öl
  - 10 Tropfen Wintergrün-Öl
  - 10 Tropfen Rainfarn-Öl
- Dreimal täglich bis zur Linderung der Symptome auftragen.

Zu beachten

- Wenn in der Salbe für Verstauchungen das Mazerat von Wintergrün verwendet wird, sollte das entsprechende ätherische Öl durch Duftgeranien-Öl ersetzt werden.
- Da diese Heilsalbe eine hohe Konzentration an ätherischen Ölen (10%) besitzt, sollte sie nur lokal und über einen kurzen Zeitraum angewendet werden.
- Bei Schwangeren, stillenden Frauen und Kindern unter 10 Jahren nicht anwenden!

Salbe für Verstauchungen ohne ätherische Öle

- Urtinktursalbe zubereiten (Seite 40)
- Ölphase: Ginster- oder Lorbeer-Mazerat (oder 1:1-Mischung von beiden)
- Hydroalkoholphase: Urtinktur oder selbstgemachter Alkoholauszug von Arnika, Calendula, Spitzwegerich oder Benzoe
- Zweimal täglich auf die schmerzhaften Stellen auftragen und lokal einmassieren; wenn nötig, Anwendung über mehrere Tage wiederholen.

Man kann die ganze oder nur ein Teil der Tinktur durch Kampfer-Spiritus ersetzen. In diesem Fall ist auf dem Etikett zu vermerken, dass diese Salbe für Kinder unter 10 Jahren, Schwangere, Stillende und Personen mit empfindlichen Nerven kontraindiziert ist.

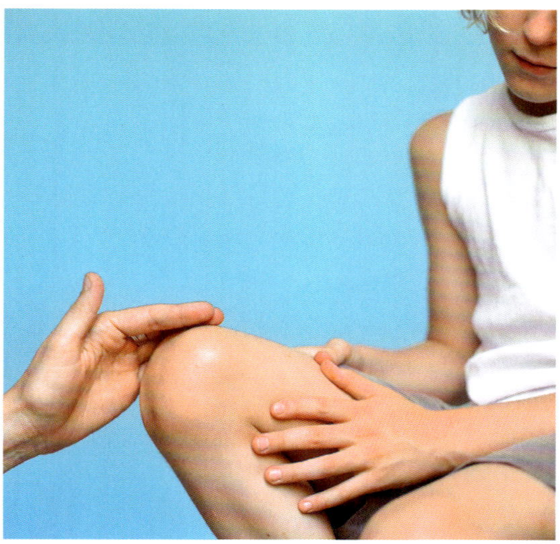

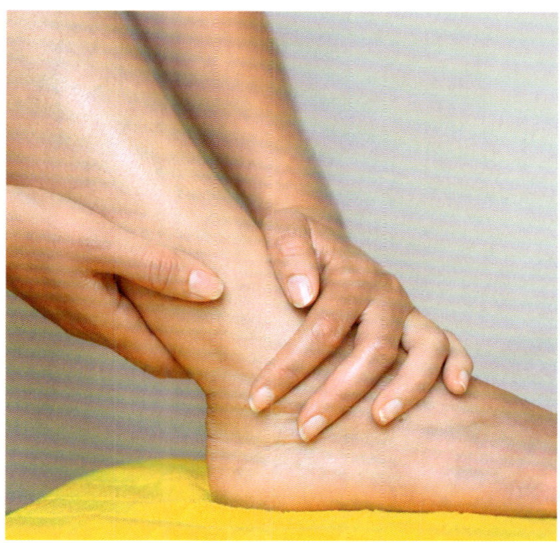

Behandlung von Insektenstichen

Insektenstiche und andere lästige Stiche (von Mücken, Wespen, Bienen, Zecken, Spinnen und Herbstmilben) verursachen unangenehme Symptome wie Schwellung, Juckreiz und Schmerz. Sie können sich sogar entzünden und Kratzwunden hervorrufen, wenn sie nicht gelindert werden. Damit es nicht so weit kommt, sollte man die „Schuldigen“ mit Mückenschutzmitteln abwehren.

Mückenschutz-Lotion (Milch)

- Basis Nr. 9 oder 10 zubereiten
- Ölphase: Neemöl oder Schwarzkümmel-Öl
- Wirkstoffphase (zusätzlich zum Echten Lavendelöl) (für 100 ml Basis):
  - 15 Tropfen Atlaszeder-Öl
  - 15 Tropfen Zitroneneukalyptus-Öl
  - 15 Tropfen Duftgeranien-Öl
- Vor einem Ausflug ins Freie (oder in ein von Mücken, Zecken oder Herbstmilben befallenes Gebiet) die exponierten Körperteile (Arme, Beine) einreiben.

Mückenschutz-Gel mit Pflanzen

- Neutrales Gel (Basis Nr. 8) zubereiten
- Wasserphase Nr. 1: abgekühlter Pfefferminztee
- Wasserphase Nr. 2: Hydrolat von Lavendel, Geranium oder Zeder
- Wirkstoffphase (zusätzlich zum Echten Lavendelöl) (für 100 ml Basis):
  - 15 Tropfen Atlaszeder-Öl
  - 15 Tropfen Zitroneneukalyptus-Öl
  - 15 Tropfen Duftgeranien-Öl
- Gleiche Anwendung wie vorher. Höchstens 1 Monat aufbewahren.

Einfaches Mückenschutzgel

- Rezept: 2 Esslöffel stabilisiertes Aloe Vera Gel oder Neutralgel (Basis Nr. 8)
- Wirkstoffphase (für 2 EL Basis):
  - 3 Tropfen Atlaszeder-Öl
  - 3 Tropfen Zitroneneukalyptus-Öl
  - 3 Tropfen Duftgeranien-Öl
- Das Werkzeug (Schälchen, Spatel) mit Alkohol desinfizieren. Die Zutaten gut vermischen. Höchstens 1 Monat in einem Tiegel aufbewahren. Anwendung wie vorher.

Zecken und Borreliose

Zecken an sich sind nicht gefährlich, aber sie können schwere Infektionskrankheiten wie die Borreliose und Hirnhautentzündung übertragen. Um sich davor zu schützen, sollte man unbedingt bedeckende Kleidung tragen und Mückenschutzmittel verwenden, wenn man durchs Grün läuft. Bei geringstem Verdacht eines Zeckenbisses einen Arzt konsultieren.

Expressgel gegen Insekten

- Rezept: 1 gut haselnussgroße Menge Aloe-Gel (oder eine andere dünnflüssige Basis),
  - 1 Tropfen Lavandin-Öl
  - 1 Tropfen Duftgeranien- oder Java-Zitronella-Öl
  - 1 Tropfen Pfefferminz-Öl
- Zutaten in der hohlen Hand mischen. Sofort auf die exponierten Stellen auftragen.

Juckreizstillendes Gel

Siehe Rezept auf Seite 77
Dieses Gel ist dazu bestimmt, den Juckreiz, der bei bestimmten Hautkrankheiten auftritt, zu lindern. Es eignet sich auch für Insektenstiche.

Juckreizstillende Salbe

- Basis Nr. 5, 6 oder 7 zubereiten
- Wirkstoffphase (zusätzlich zum Echten Lavendelöl) (für 50 ml Basis):
  - 15 Tropfen Pfefferminz-Öl
  - 15 Tropfen Estragon-Öl
- Auf die betroffenen Stellen auftragen, wenn nötig, mehrere Male täglich anwenden

Expressgel speziell bei Stichen

- Rezept bei Mücken- oder Flohstichen:
  - 1 haselnussgroße Menge Aloe-Gel
  - 1 Tropfen Pfefferminz-Öl
  - 1 Tropfen Rainfarn- oder Java-Zitronella-Öl
- bei Wespen-, Bienen-, Bremsen-, Spinnenstichen
  - 1 haselnussgroße Menge Aloe-Gel
  - 1 Tropfen Rainfarn-Öl
  - 1 Tropfen Speik-Lavendel-Öl oder Öl der Römischen Kamille
- In einem Schälchen oder in der hohlen Hand mischen. Sofort auf den Stich auftragen, nachdem ggf. der Bienenstachel entfernt wurde (die Wespe zieht ihren Stachel wieder zurück und lässt ihn nicht im Körper des Opfers).

Ätherische Öle zur Insektenabwehr: Aromen variieren

Wenn Java-Zitronella als Mückenschutzmittel dafür berühmt ist, Mücken zu verjagen, kann ihr betäubendes Aroma auf die Dauer uns ebenso vertreiben!

Um dies zu vermeiden, kann man selbst eine Anti-Mücken-Mischung mit ätherischen Ölen kreieren. Es gibt dafür eine reiche Auswahl an geläufigen und einigen seltenen Ölen:

Rosa Pfeffer-Öl, Echtes Katzenminze-Öl, Atlas-zeder-Öl, Java-Zitronella-Öl, japanisches Zedernöl (*Cryptomeria*), Arizona-Zypressen-Öl, Zitronen-Eukalyptus-Öl, Pfefferminz-Eukalyptus-Öl (*Eucalyptus radiata*), Duftgeranien-Öl, Echtes Lavendel-Öl, Lavandin-Öl, Zitronengras-Öl, Litsea (*Cubeba*), Majoran-Öl, Pfefferminz-Öl, Heiligenkraut-Öl (*Santolina*), Tagetes-Öl, Zitronen-Myrten-Öl (*Leptospermum petersonii*).

Hand- und Fußpflege

1 Parfümierte lindernde Salbe

- Urtinktursalbe (Seite 40) zubereiten
- Ölphase: Olivenöl
- Hydroalkoholphase: Benzoetinktur
- Ein- bis zweimal täglich auf die Hände auftragen und gut einmassieren. Diese ganz einfache Creme ist nährend, beruhigend und wohlriechend.

Creme für strapazierte Hände

- Basis Nr. 1, 2, 5, 6 oder 7 zubereiten
- Wirkstoffphase (für 50 ml Basis):
  - 10 Tropfen Petitgrain-bigarade-Öl
  - 10 Tropfen Echtes Lavendel-Öl
  - 10 Tropfen Zitronenessenz
- 1 bis 2 mal täglich auf die Hände auftragen und gut einmassieren.

Siehe auch Tipp auf Seite 58

2 Salbe gegen Pigmentflecken

- Urtinktursalbe (Seite 50) zubereiten
- Ölphase: - 30 ml Olivenöl oder (besser noch) Avocado-Öl
  - 10 ml Muskatrosen-Öl
- Hydroalkoholphase: 8 ml Benzoetinktur
- Wirkstoffphase (für 50 ml Basis):
  - 40 Tropfen Petitgrain-Öl
  - 30 Tropfen Sellerie-Öl (oder Curcuma)
  - 30 Tropfen Zitronenessenz
- Morgens und abends nur auf die betroffenen Stellen auftragen und gut einziehen lassen. Falls notwendig, die Anwendung über mehrere Monate fortführen, als Kur drei Wochen im Monat. Diese Behandlung ist effizient, erfordert aber Geduld. Je farbiger die Pigmentflecken sind, desto länger dauert die Behandlung, aber nichtsdestotrotz werden sie nach und nach verschwinden.

Vorsicht: Diese sehr konzentrierte Salbe (10%) ist nur für die strikt lokale Anwendung (auf dem Etikett angeben!). Die Kur bevorzugt im Winter anwenden, da Zitronenessenz und Sellerie-Öl photosensibilisierend sind. Während der sonnigen Periode diese Salbe nur abends anwenden.

3 Komfortsalbe für die Füße

- Basis Nr. 1, 2, 5, 6 oder 7 zubereiten
- Wirkstoffphase (für 50 ml Basis):
  - 15 Tropfen Zintronen- oder Limettenessenz
  - 10 Tropfen Palmarosa-Öl
  - 10 Tropfen Duftgeranien-Öl

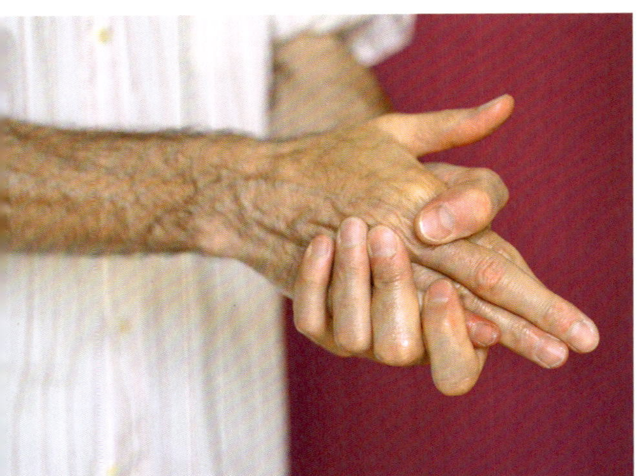

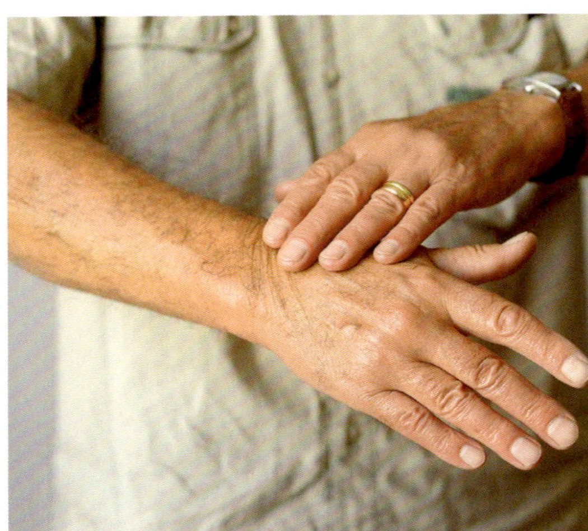

- Nach der Körperpflege oder nach der Pediküre auf die Füße auftragen. Diese nährende Salbe ist erfrischend und wohltuend.

4 Vorbeugende Salbe gegen Blasen (Hände, Füße)

- Basis Nr. 1, 2, 3, 4, 5, 6 oder 7 zubereiten
- Wirkstoffphase (für 50 ml Basis):
  - 10 Tropfen Teebaum-Öl
  - 10 Tropfen Echtes Lavendel-Öl (oder Rosenholz-Öl oder Thymian CT Linalool-Öl, Duftgeranien-Öl)
  - 5 Tropfen Römisches Kamillen-Öl
- Kurz vor einer sich wiederholenden handwerklichen Arbeit oder einer langen Wanderung auf die beanspruchten Stellen (Reibung) oder die erhitzten Stellen auftragen und gut einmassieren. Die Anwendung kann man nach der Aktivität und am nächsten Tag wiederholen.

Expressbehandlung gegen Blasen

- 1 haselnussgroße Menge Fettsalbe (gekaufte Fettcreme oder Basis 1 bis 7 nach Wahl)
  - 2 Tropfen Teebaum-Öl oder Echtes Lavendel-Öl
  - 1 Tropfen Römisches Kamillen-Öl
- Zutaten in einem Schälchen mischen
- Kurz vor ausgiebigen handwerklichen Arbeiten oder einer langen Wanderung auf die beanspruchten Stellen (Reibung) oder die erhitzten Stellen auftragen und gut einmassieren.

Nagelpilzsalbe

- Basis Nr. 1 zubereiten
- Empfohlene Ölphase: Mischung aus
  - 25 ml Olivenöl und
  - 20 ml Schwarzkümmel-Öl
- Wirkstoffphase (für 50 ml Basis):
  - 30 Tropfen Teebaum- oder Saro-Öl
  - 20 Tropfen Palmarosa-Öl
  - 20 Tropfen Limettenessenz (oder Zitrone)
  - 20 Tropfen Speik-Lavendel-Öl
  - 10 Tropfen Echtes Lorbeer-Öl
- Zweimal täglich lokal auf die Zehennägel auftragen und gut einziehen lassen. Die Behandlung kann bis zu 6 Monate dauern, erfordert also etwas Geduld.

Vorsicht: Diese sehr konzentrierte Salbe (10%) ist nur für die strikt lokale Anwendung gemacht (auf dem Etikett angeben). Auf keinen Fall ist die Salbe für Pilzinfekte im Intimbereich geeignet. Bei Kindern unter 10 Jahren statt Speik-Lavendel-Öl Lavandin Super-Öl verwenden.

Vorbeugung gegen Blasen, siehe auch „Beruhigende Schutzsalbe" Seite 72.

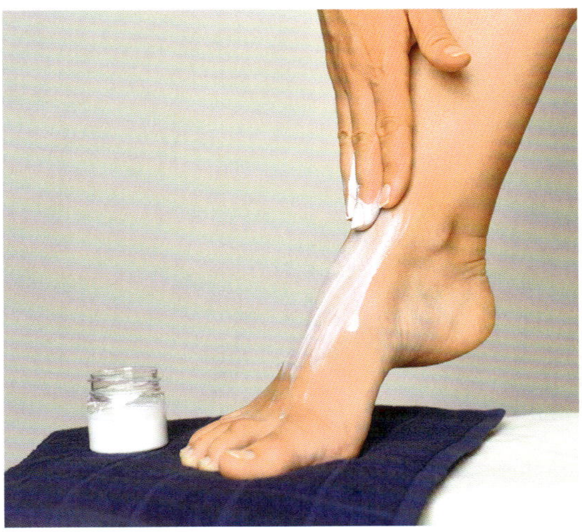

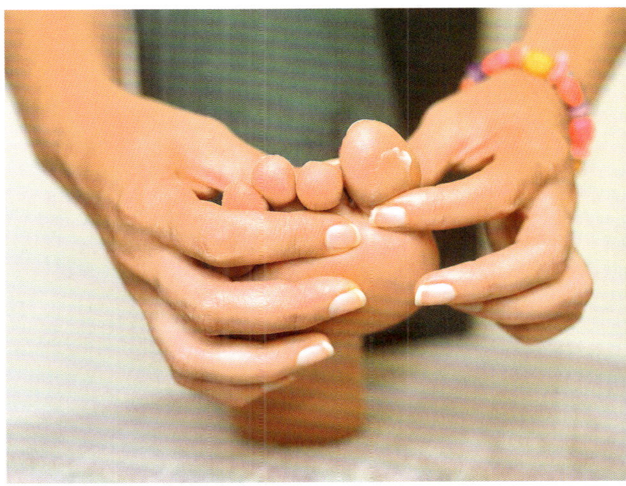

Pflege bei Sport und an der frischen Luft

Wie jeder weiß, sind körperliche Aktivitäten gut fürs Gemüt und für die Gesundheit. Wenn man sie aber übertreibt, können schmerzhafte Erinnerungen in Form von Rötungen, Blasen oder Muskelschmerzen zurückbleiben, denen man mit vorbeugenden Maßnahmen gut begegnen kann.

Entspannende Lotion für Sportler

- Basis Nr. 9 oder 10 zubereiten
- Empfohlene Ölphase: Sonnenblumenöl oder ein anderes trocknendes Öl (Raps, Macadamia, Haselnuss, Traubenkern, Sesam)
- Wirkstoffphase (für 100 ml Basis):
  - 15 Tropfen Lavandin Super-Öl
  - 15 Tropfen Duftgeranien-Öl
  - 10 Tropfen Estragon-Öl

Nach einer leichten körperlichen Anstrengung kann man dieses Pflegemittel nach dem Duschen wie eine Körpermilch benutzen, indem man die strapazierten Muskeln damit leicht einmassiert.

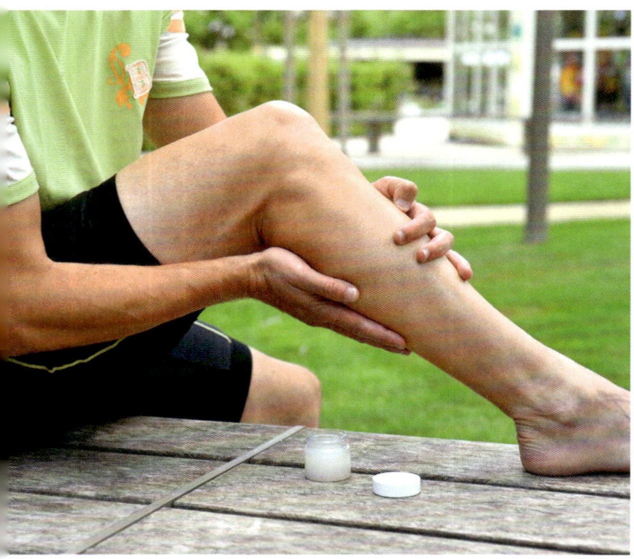

Massagebehandlung nach einer Anstrengung

- Basis Nr. 8, 9 oder 10 zubereiten
- Empfohlene Ölphase: Sonnenblumen- oder ein anderes trocknendes Öl (Raps, Macadamia, Haselnuss, Traubenkern, Sesam)
- Für eine stärkere Wirkung 1:1-Mischung aus einem trocknenden Öl nach Wahl und einem Ingwer- oder Arnika-Mazerat
- Wirkstoffphase (für 100 ml Basis):
  - 10 Tropfen Estragon-Öl
  - 10 Tropfen Wacholder-Öl
  - 10 Tropfen Echtes Lavendel-Öl oder Lavandin Super-Öl
  - 10 Tropfen Duftgeranien-Öl
  - 10 Tropfen Pfefferminz-Öl
- Nach einer körperlichen Anstrengung sofort vorbeugend die beanspruchten Muskeln massieren. Diese Behandlung kann auch leichte bis mittelschwere Muskelschmerzen lindern.

Salbe gegen Rötungen und Blasen

- Rezept für Blasensalbe, wie auf Seite 89 beschrieben, zubereiten
- Kurz vor einer körperlichen Aktivität die beanspruchten Stellen (Hände, Füße, Knie, Knöchel, Handgelenk) gut einmassieren. Eventuell nach der Anstrengung und am nächsten Tag wiederholen.

Andere Pflegemittel für Sport im Freien

- Schutz vor Wind und Kälte: Siehe Rezept für Lippenbalsam und die Auswahl von Spezialcremes bei großer Kälte (Seite 100).
- Linderung des Sonnenbrandes: siehe Seite 82 und 83
- Vermeidung von Schweißgeruch: Siehe Deoderant-Balsam Seite 101.

Pflege bei Durchblutungsstörungen und gegen geschwollene Beine

Die Gefäße, die für den Rücktransport des venösen Blutes sorgen, werden mit zunehmendem Alter träge. Diese Schwäche der Zirkulation betrifft besonders den unteren Körperbereich und verursacht z.B. schwere oder geschwollene Beine und Füße, Stauungen von Wasser und Zellulitis. Die vasotonischen Heilmittel können solche Beschwerden lindern. Damit die Behandlungen aber gut wirksam sind, wird dringend empfohlen, sie mit einer durchblutungsfördernden Massage zu verbinden.

Vorsicht

Dieses Rezept enthält die ätherischen Öle der Atlaszeder und der grünen Zypresse mit östrogenähnlichen Eigenschaften, was besondere Vorsichtsmaßnahmen verlangt. Als Kur kann sie 3 bis 4 Wochen lang drei- bis viermal im Jahr angewendet werden. Nicht anwenden während der Schwangerschaft, Stillzeit oder bei Menstruationsbeschwerden, Brustdrüsenentzündung (Mastitis) oder hormonabhängigem Krebs (Brust, Uterus, Eierstock, Prostata).

Durchblutungsfördernde Emulsion (bei schweren, erhitzten oder geschwollenen Beinen oder Krampfadern)

- Basis Nr. 10 zubereiten
- Ölphase: 1:1-Mischung von Sonnenblumenöl (oder Macadamia) oder Calophyllum inophyllum-Öl
- Wirkstoffphase (für 100 ml Basis):
  - 20 Tropfen Atlaszedern-Öl
  - 10 Tropfen grünes Zypressen-Öl
  - 10 Tropfen Immortellen-Öl
  - 5 Tropfen Copaiba-Öl
  - 5 Tropfen Zimt-Öl (Rinde)
- Einmal täglich auf die Beine auftragen (am besten abends), indem man die Beine aufsteigend massiert: ein bisschen Emulsion auf beide Hände verteilen und bei den Füßen beginnend mit besonderem Nachdruck an den Knöcheln bis zum Knie gut einmassieren. Dann weiter, wenn nötig, vom Knie bis zur Hüfte. Mit dem anderen Bein die gleiche Prozedur wiederholen.

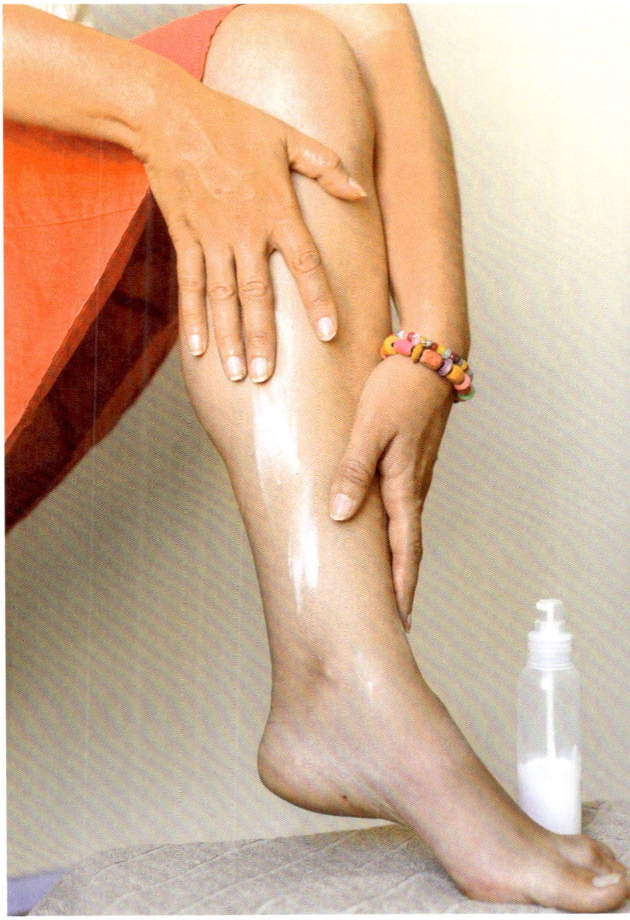

Durchblutungsfördernde Salbe ohne ätherisches Öl

- Urtinktursalbe zubereiten (Seite 50)
- Ölphase: Calophyllum inophyllum-Öl oder Mazerat von Schafgarbe, Arnika, Königskerze (*Verbascum thapsus*), Immortelle oder Petersilie
- Hydroalkoholphase: Urtinktur von Rosskastanie oder Gingko (oder 1:1-Mischung)
- Anwenden wie vor, mit aufsteigender Massage

Ohne ätherisches Öl hat diese Salbe nicht die Kontraindikation der vorherigen Salbe. Während Schwangerschaft oder Stillzeit kann sie diese ersetzen oder im Wechsel angewendet werden.

Kühlendes Gel für die Beine

- Basis Nr. 8 zubereiten
- Wasserphase Nr. 2: Pfefferminzhydrolat
- Wirkstoffphase (zusätzlich zum Echten Lavendelöl) (für 100 ml Basis):
  - 20 Tropfen Grapefruit- oder Pomeloessenz
  - 10 Tropfen Pfefferminz-Öl
  - 10 Tropfen Niaouli- oder Cajeput-Öl
- Auf die erhitzten Beine mit einer aufsteigenden Massage anwenden. Das Gel am besten im Kühlschrank aufbewahren (für eine bessere Konservierung und eine noch stärker kühlende Wirkung).

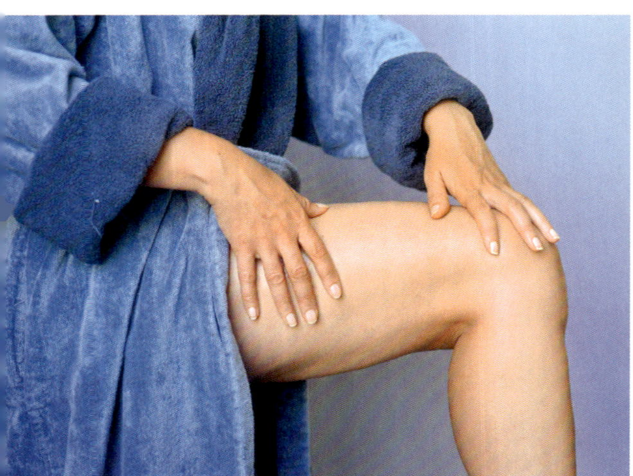

Dieses Gel kann präventiv angewendet werden (vor einer Wanderung, bei heißem Wetter, Einkauf, lang Stehen, Reise…).

Kühlendes Gel ohne ätherisches Öl

- Basis Nr. 8 zubereiten (100 ml Basis)
- Wasserphase Nr. 1: abgekühlter Pfefferminz- oder Zitronenmelissenaufguss (mit gereinigtem Wasser)
- Wasserphase Nr. 2: Hydrolat von Pfefferminz oder Eukalyptus (generell *Eucalyptus globulus*) oder 1:1-Mischung destilliertes Wasser und Pfefferminzspiritus (*Spritus Menthae piperitae*).
- Antimikrobielles Konservierungsmittel:
  - 20 Tropfen Grapefruitkernextrakt (anstelle von 5 Tropfen im Basisrezept)
- Auf die erhitzten Beine auftragen, am besten mit einer aufsteigenden Massage. Im Kühlschrank aufbewahren (für eine bessere Konservierung und eine noch stärkere kühlende Wirkung). Dieses Gel ist auch während der Schwangerschaft und in der Stillzeit geeignet.

Massagemilch gegen Cellulite

- Basis Nr. 9 zubereiten
- Ölphase: 1:1-Mischung Olivenöl (oder Sonnenblumen-Öl) und Calophyllum inophyllum-Öl oder Ingwer-Mazerat
- Wasserphase: Wenn man frische oder getrocknete Algen zur Hand hat, kann man das Hydrolat durch die gleiche Menge einer Fucus- (*Fucus vesiculosus*) oder andere Meeresalgen-Abkochung ersetzen (sorgfältig filtrieren und abkühlen lassen).
- Wirkstoffphase (für 100 ml Basis):
  - 20 Tropfen Grapefruit- oder Pomelo-Essenz
  - 10 Tropfen Zitronen- (oder Yuzu, *Citrus junos*)-Essenz
  - 10 Tropfen grünes Zypressen-Öl
  - 10 Tropfen Palmarosa-Öl (oder Lemongras)
  - 5 Tropfen Fenchel-Öl
  - 5 Tropfen Meerfenchel-Öl (fakultativ)

- Als Kur 3 bis 4 Wochen lang dreimal täglich anwenden, 3 bis 4 Monate im Jahr. Zuerst manuelle Techniken (kneifen, kneten) mit einem Massage-Oktopus oder einer Cellulite-Massagebürste (mit dicken Holzstiften) anwenden. Werden Rosshaarhandschuhe benutzt, ist darauf zu achten, dass die Haut nicht zu sehr gereizt wird. Anschließend Gel oder Milch mit kreisenden Bewegungen einmassieren.

Vorsicht: Aufgrund der ätherischen Öle von Zypresse und Fenchel ist diese Behandlung während einer Schwangerschaft kontraindiziert.

Anti-Cellulite-Massage-Gel

- Basis Nr. 8 zubereiten
- Wasserphase Nr. 2: Pfefferminzhydrolat
- Wirkstoffphase (zusätzlich zum Echten Lavendel-Öl) (für 100 ml Basis):
  - 20 Tropfen Grapefruit- oder Pomelo-Essenz
  - 10 Tropfen Pfefferminz-Öl
  - 10 Tropfen Niaouli- oder Cajeput-Öl
- Auf die erhitzten Beine mit einer aufsteigenden Massage anwenden. Gel am besten im Kühlschrank aufbewahren (zur Konservierung und für eine noch stärkere kühlende Wirkung).

Anti-Cellulite-Balsam ohne ätherisches Öl

- Urtinktursalbe zubereiten (Seite 40)
- Ölphase: Calophyllum inophyllum-Öl oder Ingwer-Mazerat
- Hydroalkoholische Phase: Fucus-Urtinktur

Gleiche Anwendung wie zuvor.
Ohne ätherisches Öl hat dieser Balsam nicht die Kontraindikation des vorherigen Gels. Während Schwangerschaft oder Stillzeit kann sie dieses ersetzen oder im Wechsel mit ihm angewendet werden.

Das „elektrische" Öl von Quebec

Bis in die 1980er Jahre benutzten die Quebecer ein universelles Heilmittel bei Bronchitis, Mittelohrentzündung, Zahnschmerzen, Gelenkschmerzen und sogar bei Hämorrhoiden. Dieses Allheilmittel blieb als „elektrisches" Öl in Erinnerung, obwohl es eigentlich richtig „Dr. Thomas Eclectric-Oil" heißt, eine Komposition aus Kampfer, Terpentin, rotem Thymian, Teer und Fischöl. Stark!

Ätherische Ölmischung gegen äußerliche Hämorrhoiden

- Ätherische Ölmischung zubereiten aus:
  - 20 Tropfen Echtes Lavendel-Öl
  - 20 Tropfen Zypressen-Öl
  - 20 Tropfen Myrrhen-Öl
  - 20 Tropfen Zistrosen-Öl
  - 20 Tropfen Duftgeranien-Öl
- Wie auf Seite 34 beschrieben verfahren. Flasche deutlich beschriften.
- Zur Behandlung von Hämorrhoiden-Knoten 3 Tropfen Ölmischung mit einer haselnussgroßen Menge Aloe-Gel oder Biafin-Creme vermischen. Einige Tage lang morgens und abends auf die betroffenen Stellen auftragen.

Die ätherische Ölmischung ist während der Schwangerschaft oder Stillzeit und für längere Anwendung kontraindiziert. Als Ersatz kann man die „durchblutungsfördernde Salbe ohne ätherische Öle" von Seite 92 oben nehmen.

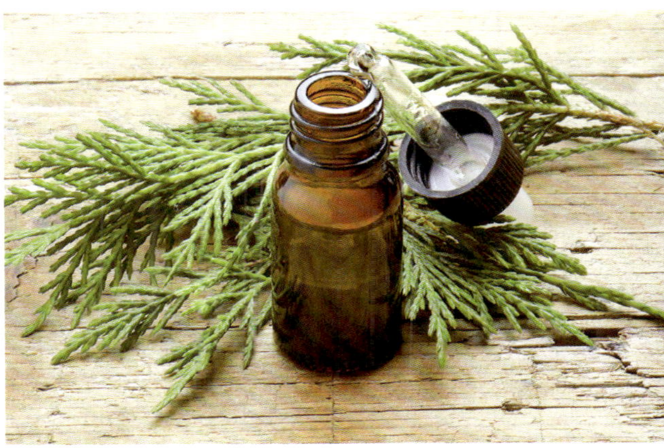

Zypresse ist wirksam bei Durchblutungsstörungen.

Pflege für Muskeln und Gelenke

Der fatale Spruch eines unbekannten Urhebers meint: „Wenn man ab einem gewissen Alter keinerlei Schmerzen mehr hat, dann ist man tot."
Das ist natürlich sehr übertrieben, ... obwohl!
Aber die oft benutzte Waffe der Schmerzmittel (nicht-steroidale Entzündungshemmer) ist zuweilen gefährlicher als der Schmerz, den sie behandelt. Andererseits gibt es aber ausschließlich natürliche lokale Heilmittel ohne schädliche Nebenwirkung, die sehr wirksam sein können, sei es, um das Schmerzmedikament zu ersetzen oder um dessen Dosis zu verringern.

Balsam gegen rheumatische Schmerzen bei Arthrose

- Basis Nr. 1 zubereiten
- Ölphase: Ölmazerat von Johanniskraut, Ingwer, Echter Lorbeer oder Wintergrün

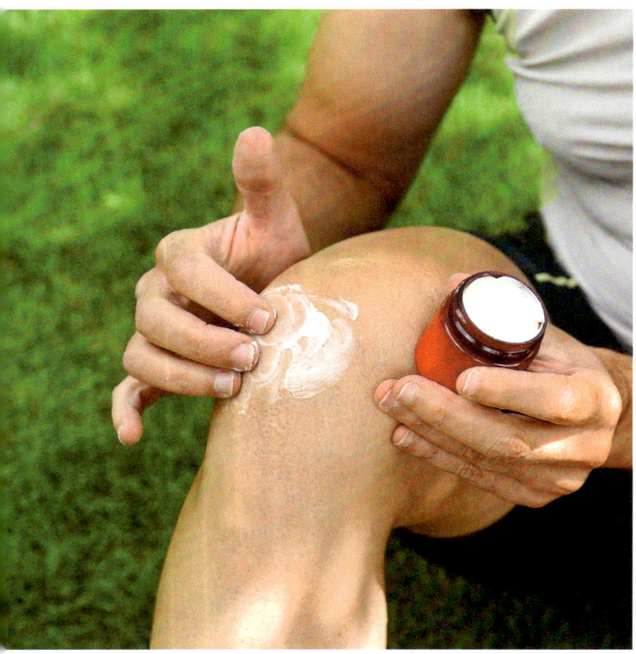

- Wirkstoffphase (für 50 ml Basis):
  - 15 Tropfen Copaiba-Öl
  - 15 Tropfen Echtes Lavendel-Öl
  - 10 Tropfen Wintergrün-Öl
  - 10 Tropfen Kiefernnadel-Öl (*Pinus sylvestris*) (oder Terpentin)
- Die betroffenen Gelenke ein- bis zweimal täglich über mehrere Tage mit dem Balsam gut einmassieren. Anschließend für einige Minuten ein warmes Handtuch oder eine Wärmflasche auf das Gelenk legen.

Wenn das Wintergrün-Mazerat verwendet wird, ersetzt man das entsprechende ätherische Öl durch Öl von der Römischen Kamille oder durch Zitronen-Eukalyptus-Öl.

Balsam gegen lokale Muskelschmerzen (Krampf, Lumbago, Schiefhals)

- Basis Nr. 1 zubereiten
- Ölphase: Mazerat von Arnika, Wacholder oder Ingwer
- Wirkstoffphase (für 50 ml Basis):
  - 10 Tropfen Estragon-Öl
  - 10 Tropfen Cajeput-Öl
  - 10 Tropfen Wacholder-Öl
  - 10 Tropfen Bergbohnenkraut-Öl
  - 5 Tropfen Echtes Lorbeer-Öl
  - 5 Tropfen Pfefferminz-Öl
- Die betroffenen Stellen 1 bis 2 mal täglich über mehrere Tage mit dem Balsam gut einmassieren. Anschließend für einige Minuten ein warmes Handtuch oder eine Wärmflasche auf die verkrampfte Stelle legen.

Vorsicht

Diesen konzentrierten Balsam (5%) zur lokalen Behandlung nur für kurze Zeit anwenden.

Balsam gegen Rückenschmerzen

- Basis Nr. 1 zubereiten
- Ölphase: Mazerat von Johanniskraut oder Arnika
- Wirkstoffphase (für 50 ml Basis):
  - 10 Tropfen Lavandin Super-Öl
  - 10 Tropfen Zitronen-Eukalyptus-Öl
  - 10 Tropfen Wintergrün-Öl
  - 10 Tropfen Copaiba-Öl
  - 10 Tropfen Pfefferminz-Öl
- Die schmerzhaften Stellen ein- bis zweimal täglich über mehrere Tage mit dem Balsam gut einmassieren. Anschließend für einige Minuten ein warmes Handtuch oder eine Wärmflasche auf die schmerzende Stelle legen.

Vorsicht:

Diesen konzentrierten Balsam (mit 5% ätherischen Ölen) zur lokalen Behandlung nur für kurze Zeit anwenden.

Express-Schmerzbalsam

- Eine eher fette neutrale Basis Nr. 1, 2, 5 oder 6, Shea-Butter oder neutralen Fettbalsam aus dem Handel (z.B. eine neutrale Bio-Handcreme) wählen. Wenn eine Version mit Öl gewünscht wird, kann man das gleiche Rezept auch mit Johanniskraut-Öl zubereiten.
- 1 gestrichenen Esslöffel der gewählten Basis in ein Schälchen geben, darüber die im nebenstehenden Kasten vorgeschlagenen ätherischen Öle tropfen, dann alles gut mit dem Zeigefinger oder einem Spatel verrühren. Sofort auf die schmerzhafte Stelle (bei Regelschmerzen auf den Unterbauch) auftragen und einmassieren.
- Ein- bis dreimal täglich ein paar Tage lang durchführen.

Ätherische Öle für den Express-Schmerzbalsam

- **Rezept für Gelenkschmerzen** (Hitze und Rheuma)
  - 2 Tropfen Wintergrün-Öl
  - 2 Tropfen Cajeput- oder Niaculi-Öl
- **Rezept für Muskelschmerzen** (Krampf, Schiefhals, Verspannung)
  - 2 Tropfen Estragon-Öl
  - 2 Tropfen Duftgeranien-Öl
- **Speziell für Rückenschmerzen** (Lendenschmerzen, Hexenschuss)
  - 2 Tropfen Estragon-Öl
  - 2 Tropfen Wintergrün-Öl
- **Rezept für Regelschmerzen** (Krämpfe)
  - 1 Tropfen Estragon-Öl
  - 1 Tropfen Echtes Lavendel-Öl
  - 1 Tropfen Muskatellersalbei-Öl
- **Rezept für Regelschmerzen** (stechender Schmerz)
  - 1 Tropfen Zimt-Öl (Rinde)
  - 1 Tropfen Echtes Lavendel-Öl
  - 1 Tropfen Muskatellersalbei-Öl
- **Andere selbstgemachte Schmerzsalben**
  - Bei leichten Schmerzen jeglicher Art: Schmerzstillende Salbe siehe Seite 73
  - Bei Gelenk- und / oder Sehnenschmerzen: Spezielle Salbe für Verstauchung, mit oder ohne ätherisches Öl (siehe Seite 85)

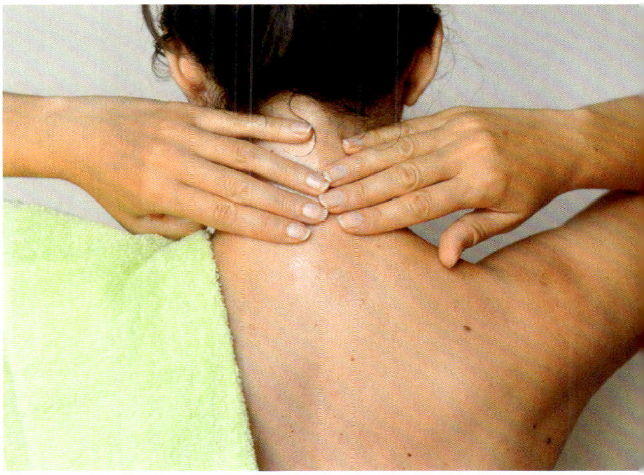

Pflege für Schwangere und Kleinkinder

Als Vorsichtsmaßnahme wird von den ätherischen Ölen während der Schwangerschaft oder Stillzeit abgeraten, ebenso bei Säuglingen, Kleinkindern bis 5 Jahren, sogar bis 10 Jahren (wenn kampfer- oder speiklavendelhaltige Öle verwendet werden). Manche ätherischen Öle sind sogar ausdrücklich kontraindiziert, wie das Öl der Libanon-Zeder oder der grünen Zypresse, die dafür bekannt sind, venöse Zirkulationsstörungen zu begünstigen. Darum wird im folgenden eine Auswahl von Pflegemitteln vorgeschlagen, die ohne Risiko während der empfindlichen Zeiten angewendet werden können.

Lotion zur Vorbeugung von Schwangerschaftsstreifen

- Basis Nr. 9 (salbige Milch) zubereiten
- Ölphase: 1:1-Mischung von süßem Mandel-Öl (oder Sonnenblumenöl) und wertvollem Öl (Avocado, Muskatrose, Argan, Nachtkerze, Borretsch, Aprikose…)
- antimikrobielles Konservierungsmittel (anstelle von Echtem Lavendel-Öl): 15 Tropfen Propolis-Extrakt
- Morgens und abends auf den Bauch auftragen, sobald dieser sich zu runden beginnt. Behutsam in kreisenden Bewegungen im Uhrzeigersinn massieren.

Für ein besonders nährendes und heilwirksames Rezept bevorzugt Avocado-Öl oder Ölphase (1:1-Mischung Avocado/Baobab oder Avocado/Rose) nehmen und das Glyzerin durch Wassernabel-Glyzerinmazerat (*Centella asiatica*) ersetzen.

Balsam zur Vorbeugung von Schwangerschaftsstreifen

- Urtinktursalbe (Seite 40) zubereiten
- Ölphase: Avocado-Öl
- Hydroalkoholphase: Urtinktur von Wassernabel (Hydrocotyle), Efeu oder Ackerschachtelhalm
- Wirkstoffphase (für 50 ml Basis):
  - 20 Tropfen Vitamin E-Konservierungsmittel (oder CO_2-Extrakt von Sanddorn oder Rosmarin). Diese Zugabe ist fakultativ, verstärkt aber den Schutz des Hautgewebes.

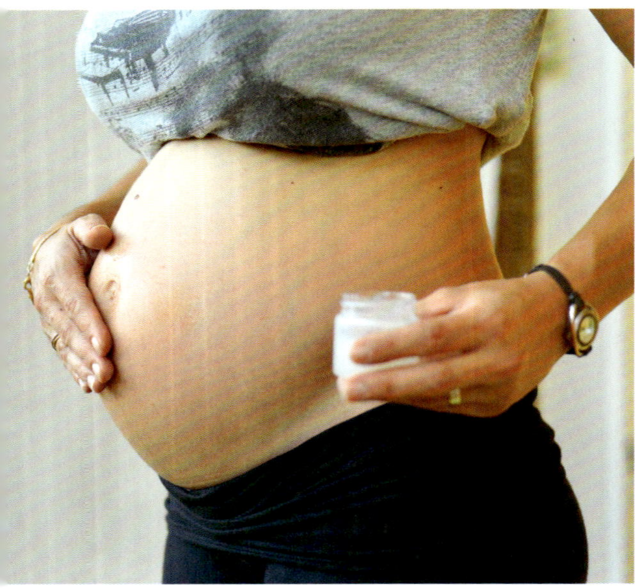

Süßes Mandelöl und Allergie auf Nüsse

Im Internet wurde das Gerücht verbreitet, dass ein Baby allergisch auf Nüsse geboren wurde, weil seine Mutter in der Schwangerschaft Mandelöl gegen Schwangerschaftsstreifen angewendet hatte. Man kann ganz beruhigt sein, denn es gibt weder gemeldete Fälle, noch wissenschaftliche Beweise für so ein Gerücht. Im Übrigen gibt es keine Übertragung auf den Embryo, wenn man während der Schwangerschaft Nüsse isst[7].

[7] Lack, G.; Fox, D.; Northstone, K.; Golding, J.: „Factors associated with the development of peanut allergy in Childhood." N. Engl. J. Med., 2003, 348: 977-85

- Morgens und abends auf den Bauch auftragen, sobald dieser sich zu runden beginnt. Behutsam in kreisenden Bewegungen im Uhrzeigersinn massieren.

Um die Anwendung zu erleichtern und einen feuchtigkeitsspendenden Effekt zu erzielen, kann man den Balsam mit der gleichen Menge Aloe-Gel mischen (in einem Schälchen oder einfach in der hohlen Hand).

Balsam zur Vorbeugung von Schwangerschaftsstreifen ohne Alkohol

- Basis Nr. 2, 3 oder 4 zubereiten
- Ölphase: Muskatrose (oder Nachtkerze, Borretsch, Argan, Avocado, Aprikose)
- Wirkstoffphase (für 50 ml Basis):
  - 20 Tropfen Vitamin E-Konservierungsmittel (oder CO_2-Extrakt von Sanddorn, Rosmarin oder Granatapfel)
- Morgens und abends auf den Bauch auftragen, sobald dieser sich zu runden beginnt. Behutsam in kreisenden Bewegungen im Uhrzeigersinn massieren.

Wer eine weniger fette Konsistenz wünscht, nimmt kurz vor Gebrauch die nötige Menge Balsam und mischt sie mit dem gleichen Volumen Aloe-Gel.

Balsam zum Regenerieren der Schwangerschaftsstreifen (nach der Geburt)

- Basis Nr. 1 zubereiten
- Ölphase: Mischung von 30 ml Muskatrosenöl und 20 ml Chaulmoogra- oder Färberdistelöl (wenn nicht vorhanden, Nachtkerze oder Borretsch)
- Wirkstoffphase (für 50 ml Basis):
  - 15 Tropfen Vitamin E-Konservierungsmittel und ½ Teelöffel CO_2-Extrakt von Sanddorn oder Granatapfel

Wenn trotz aller Vorbeugungsmaßnahmen nach der Geburt Dehnungsstreifen erscheinen, diesen Balsam morgens und abends gut einmassieren, wenn möglich, mehrere Wochen lang. Die Streifen sollten nach und nach verschwinden, denn diese Behandlung enthält vier Inhaltsstoffe, die für ihre heilenden und regenerierenden Eigenschaften bekannt sind. Da es kein ätherisches Öl enthält, kann man es auch während der Stillzeit anwenden.

Balsam zum Schutz und Heilen der Brustwarzen

- Urtinktursalbe (Seite 40) zubereiten
- Ölphase: Mandelöl oder Mazerat von Aloe, Calendula oder Kamille
- Hydroalkoholphase: Urtinktur aus Indischem Wassernabel
- Wirkstoffphase (fakultativ) (für 50 ml Basis):
  - 20 Tropfen CO_2-Extrakt Granatapfel

Dieser Balsam soll Entzündungen, Schrunden oder Risse an den Brustwarzen verhindern oder lindern. Vor jedem Stillen die Brustwarzen mit einer Gaze-Kompresse, die mit physiologischer Kochsalzlösung oder einem beruhigenden Hydrolat (Kamille, Lavendel, Orangenblüte…) getränkt ist, reinigen und mit einem sehr sauberen Tuch trockentupfen. Nach dem Stillen ebenso verfahren und anschließend eine kleine Menge Balsam auf jede Brustwarze auftragen.

Borretsch-Öl wirkt vorbeugend gegen Schwangerschaftsstreifen.

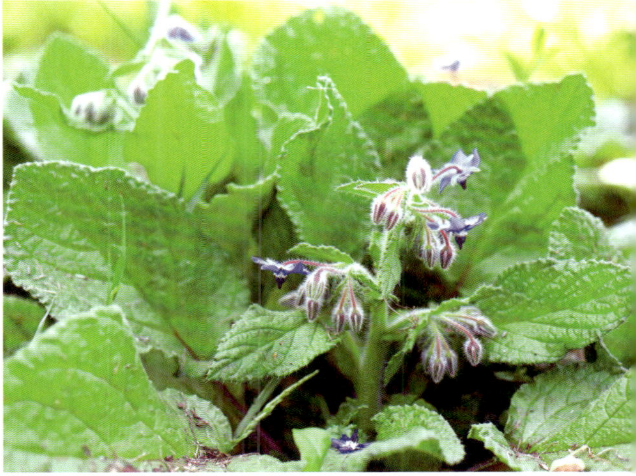

Brustwarzen-Pflegebalsam (Variante)

- Neutrale Basis Nr. 1, 2, 3 oder 4 zubereiten
- Ölphase: Mandel- oder Jojoba-Öl
- Wirkstoffphase (fakultativ) (für 50 ml Basis):
  - 10 bis 15 Tropfen Granatapfel-CO_2-Extrakt
- Wie zuvor beschrieben verfahren.

Diese beiden Rezepte für Brustwarzen sind fett, nährend und lindernd und enthalten keine ätherischen Öle oder Inhaltsstoffe, die für Säuglinge unverträglich sind.

Feuchtigkeitsspendende und nährende Pflegemittel für werdende Mütter

- Basis Nr. 2 (geschmeidiger Balsam) zubereiten. Keine Wirkstoffe zufügen, sondern so verwenden wie sie ist.
- Morgens und abends eine kleine Menge in der hohlen Hand mit der gleichen Menge Aloe-Gel mischen und damit sofort Gesicht, Hals und Ausschnitt eincremen.

Diese Pflegesalbe enthält weder ätherische Öle, noch irgendein chemisches Produkt und eignet sich zur täglichen Pflege des Gesichts und für trockene Stellen am Körper während Schwangerschaft und Stillzeit. Sie kann auch für die Brustwarzen verwendet werden.

Durchblutungsförderndes Pflegemittel für werdende Mütter

- Kühlendes Gel oder durchblutungsfördernde Salbe jeweils ohne ätherisches Öl zubereiten (Seite 92).
- Auf Füße und Beine aufsteigend (von unten nach oben) einmassieren

Diese durchblutungsfördernde Salbe kann auch für äußerliche Hämorrhoiden angewendet werden.

Creme gegen Windelausschlag bei Säuglingen

- Basis Nr. 3 zubereiten
- Empfohlene Ölphase: Süßmandel- oder Jojoba-Öl oder Ölauszug (Mazerat) von Lavendel oder Calendula (im Handel erhältlich).
- Die betroffenen Stellen reinigen und gut trocknen. Creme auftragen und gut einmassieren, bevor das Baby wieder gewickelt wird.

Um diese besonders empfindliche Stelle des Säuglings zu pflegen, wird empfohlen, kein ätherisches Öl zur Creme zuzufügen und sie unter optimalen hygienischen Bedingungen herzustellen, indem man sie mit einem im Handel erhältlichen Ölauszug herstellt.

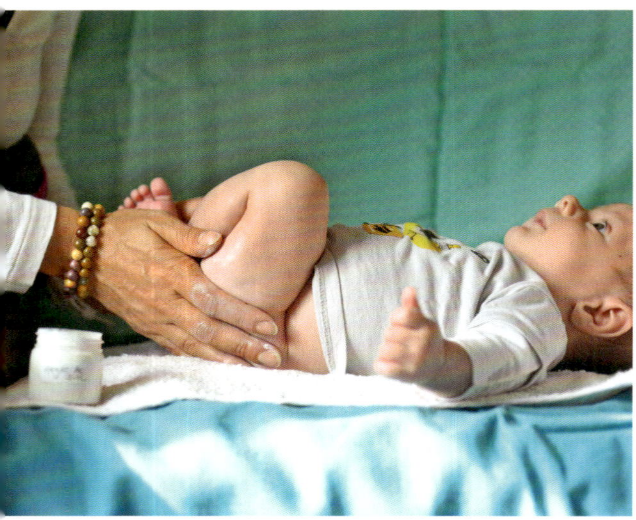

Zinkoxid oder Sheabutter: Siegerduo für die Babyhaut

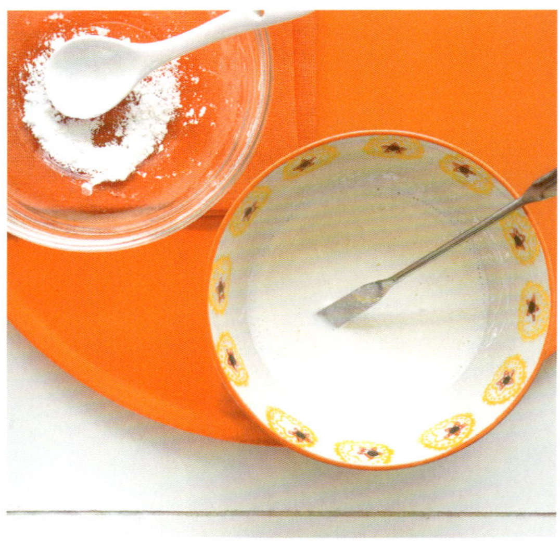

Reinigungs- oder Massagemilch für das Baby

- Basis Nr. 9 zubereiten
- Empfohlene Wasserphase: Hydrolat von Rose, Orangenblüte, Kamille oder Linde (je nach Vorliebe für den Duft)
- antimikrobielles Konservierungsmittel (anstelle von Echtem Lavendelöl): 2 g Leucidal-Konservierungsmittel

Die Milch in eine flexible Flasche, eine Pumpflasche oder eine Airless-Flasche (neu oder sterilisiert) füllen, um den Kontakt nach außen zu begrenzen. Bei der Morgentoilette einmassieren.

Vorsicht

Diese Pflegemilch unter besten Hygienebedingungen (++) zubereiten. Für die Babypflege nicht länger als einen Monat nach dem Herstellungsdatum anwenden. Danach kann man sie als (Abschmink- oder Körper-) Milch für Erwachsene verwenden. Auf dem Etikett vermerken.

Pflege im Winter und Verschiedenes

Nasensalbe (vereinfachtes Rezept)

- Rezept:
  - 1 gestrichener Esslöffel Basis Nr. 2
  - 3 Tropfen Saro-Öl
  - 3 Tropfen Ravintsara-Öl
  - 3 Tropfen Niaouli-Öl (oder insgesamt 9 Tropfen von einem dieser Öle)
- In einem sauberen Schälchen die Zutaten sorgfältig mischen. In einen Tiegel füllen und beschriften.
- Den Eingang eines jeden Nasenlochs mit einer ganz kleinen Salbenmenge ein- bis zweimal täglich während einiger Tage bestreichen, entweder vorbeugend, wenn man dem Risiko einer viralen Ansteckung (Grippe-Epidemie) begegnen will, oder heilend, wenn die Nase oder Nasenschleimhaut durch einen heftigen Schnupfen entzündet ist.

Bemerkung

Dieses Rezept ist inspiriert von der „Vaseline Gomenolee“, einem sehr alten Medikament, das 5% Niaouli-Öl (*Melaleuca viridifolia*) enthält, welches in Frankreich unter dem Markennamen Gomenol bekannt ist. Man kann es ebenso für eine Expressbehandlung zum Einreiben der Brust (siehe nebenstehend) verwenden. Die Haltbarkeit beträgt gut 1 Monat.

Brustbalsam

- Basis Nr. 1 oder 2 zubereiten
- Wirkstoffphase (für 50 ml Basis):
  - 10 Tropfen Kiefernnadel-Öl
  - 10 Tropfen Pfefferminzeukalyptus-Öl (oder blauer Eukalyptus, *E. globulus*)
  - 10 Tropfen Niaouli-Öl (oder Cajeput)
  - 10 Tropfen Ravintsara-Öl (oder Saro)
  - 10 Tropfen Thymian CT Thymol-Öl
- Bei verschleimten Bronchien, Luftröhrenentzündung (Tracheitis) oder gutartiger Bronchitis Hals, Brust und Rücken (auf und zwischen den Schulterblättern) ein- bis zweimal täglich einige Tage lang einreiben, bis sich die Symptome verbessert haben.

Vorsicht

Diesen konzentrierten Balsam (5%) sparsam anwenden (eine haselnussgroße Menge für Hals und Brust, eine haselnussgroße Menge für den Rücken), nur wenige Tage lang anwenden.

Express-Brustbalsam

- Eine haselnussgroße Menge Basis Nr. 1 oder 2 (oder eine andere fette Basis nach Wahl),
- 3 Tropfen Niaouli-Öl
- Zutaten in der Hand mischen und sofort, wie zuvor beschrieben, anwenden.

Beruhigender und heilender Lippenbalsam (vereinfachtes Rezept)

- 1 Esslöffel Sheabutter
  2 Tropfen Vitamin E-Konservierungsmittel
  3 Tropfen Petitgrain-bigarade-Öl
- Sheabutter schmelzen, vom Herd nehmen, Vitamin E und Petitgrain bigarade-Öl zugeben und verrühren. Gleich in einen gut schließenden kleinen Tiegel geben.
- Wenn nötig, Lippen mehrmals täglich eincremen (wenn sie trocken, entzündet sind oder brennen)

Basis Nr. 2 eignet sich ebenso sehr gut als Lippenbalsam.

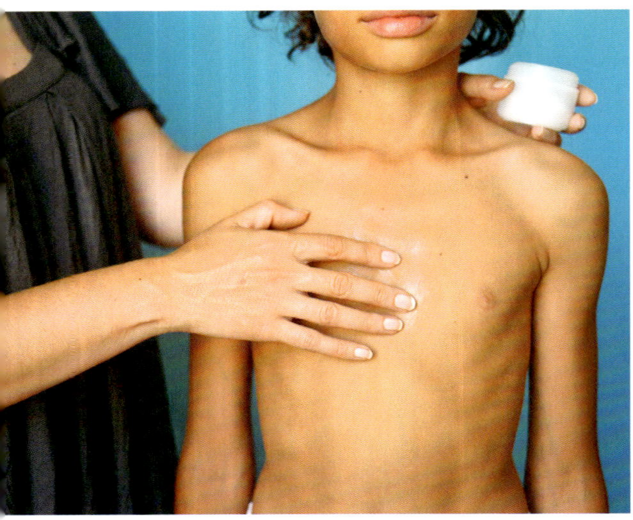

Spezialcreme für extreme Kälte

Viele Rezepte in diesem Buch bieten hervorragenden Wetterschutz für die Haut (Gesicht, Hände und Füße): Rötungen, Frostbeulen und Schrunden.

- Neutrale Basis (Gesicht, Hände, Füße): Basis Nr. 1, 2, 4, 5, 6, 7 (eine Wirkstoffphase zuzugeben ist nicht nötig). Bei der neutralen Schutzcreme (Basis Nr. 6) verschwindet die weiße Schicht, wenn man sie so lange einmassiert, bis sie in die Haut eingedrungen ist.
- Andere Zubereitungen im Buch: Beruhigende Schutzsalbe (Seite 72), Feuchtigkeitsspendende Creme und Milch für die trockene Haut (Seite 74).

Wärmender Balsam für Hände und Füße

– Basis Nr. 2 (50 ml) mit Kokosöl (wärmende Wirkung) zubereiten, die Ölphase durch *Calophyllum ilophyllum* ersetzen.

- Als Wirkstoffphase zugeben
  - 10 Tropfen Ingwer-Öl
  - 10 Tropfen grünes Zypressen-Öl
  - 10 Tropfen Speik-Lavendel-Öl
  - 5 Tropfen Immortellen-Öl
- Eine haselnussgroße Menge auf die Extremitäten auftragen und gut einmassieren, um die Durchblutung zu aktivieren (wenn nötig zwei- bis dreimal täglich anwenden).

Diese Creme ist gut, um die Durchblutung zu stimulieren bei Personen, die am Raynaud-Syndrom leiden oder die einfach zu kalten Fingern, Zehen oder Ohren neigen aufgrund einer leichten venösen Insuffizienz. Sie ist nicht geeignet für Schwangere oder Kinder unter 10 Jahren.

Andere Zubereitungen für Hände und Füße

Beruhigende Schutzsalbe (Seite 72), Parfümierte Creme für strapazierte Hände, Komfortsalbe für Füße (Seite 88 bis 89).

Deodorant-Balsam (Achselhöhle, Füße) (vereinfachtes Rezept)

- Rezept:
  - 2 gestrichene Esslöffel Sheabutter
  - 2 Esslöffel Stärke (Kartoffel, Mais, Reis, Pfeilwurzel)
  - 2 gestrichene Esslöffel Natron (*Natrium-hydrogencarbonat*), pharmazeutische Qualität
  - 15 Tropfen Palmarosa-Öl
  - 15 Tropfen Duftgeranien-Öl
  - 15 Tropfen Echtes Lavendel-Öl
- Sheabutter im Wasserbad schmelzen, vom Herd nehmen und Natron mit Hilfe eines Schneebesens oder eines Löffels daruntermischen und eine Minute ruhen lassen. Sofort die Stärke und anschließend die ätherischen Öle einarbeiten. Nochmals mischen und in einen kleinen Tiegel oder einen Deodorant-Stift einfüllen (in Spezialgeschäften erhältlich).
- Morgens einen Hauch Deodorant mit dem Stift oder dem Finger unter jede Achselhöhle streichen. Dieser Balsam kann auch für die Füße genutzt werden.

Dieses Deodorant ist nicht nur wirkungsvoll, sondern auch praktisch, denn man kann eine kleinere Menge (die Hälfte, ca. 20 ml) in kleine Behälter abfüllen und bequem in einen Kulturbeutel stecken. Die Zubereitung ist mindestens 6 Monate haltbar.

Variante für Herren

Männer können (zusätzlich zu den 15 Tropfen Lavendelöl) Palmarosa und Duftgeranie ersetzen durch

- 10 Tropfen Grünes Zypressen-Öl
- 10 Tropfen Teebaum-Öl
- 10 Tropfen Muskat-Öl

Expressmittel gegen Pilzinfektionen im Intimbereich

- Rezept:
  - 1 haselnussgroße Menge Aloe-Gel
  - 1 bis 3 Tropfen Saro-Öl (oder Teebaum-, Lavendel- oder Lavandin-Öl)
- Zutaten in einem Schälchen mischen und auf die betroffene Stelle zweimal täglich über mehrere Tage auftragen. Mit 1 Tropfen ätherischem Öl beginnen und die Verträglichkeit testen. Wenn man nichts spürt oder nur ein sehr leichtes und flüchtiges Kribbeln, kann man bei der nächsten Anwendung 2 Tropfen und bei der folgenden 3 Tropfen nehmen, aber nicht mehr.

Wenn man schon bei ersten Anzeichen von Juckreiz mit der Behandlung beginnt, kann man eine Mykose sehr schnell lindern.

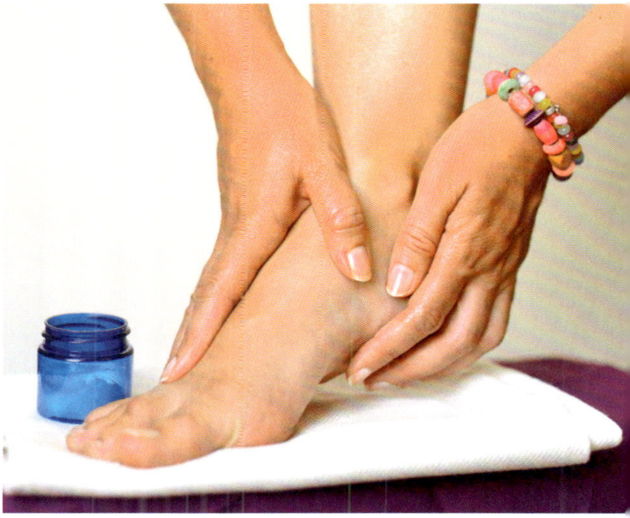

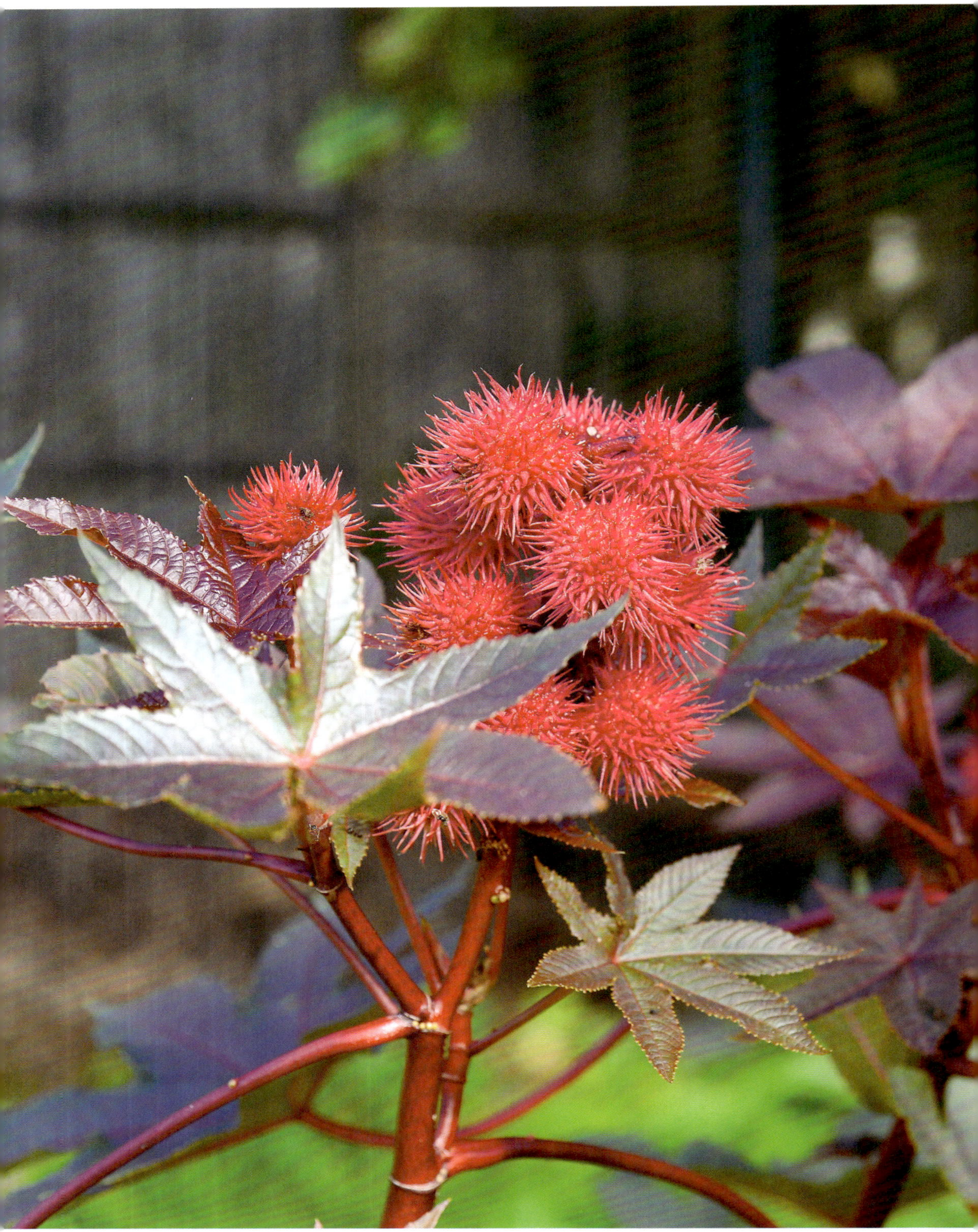

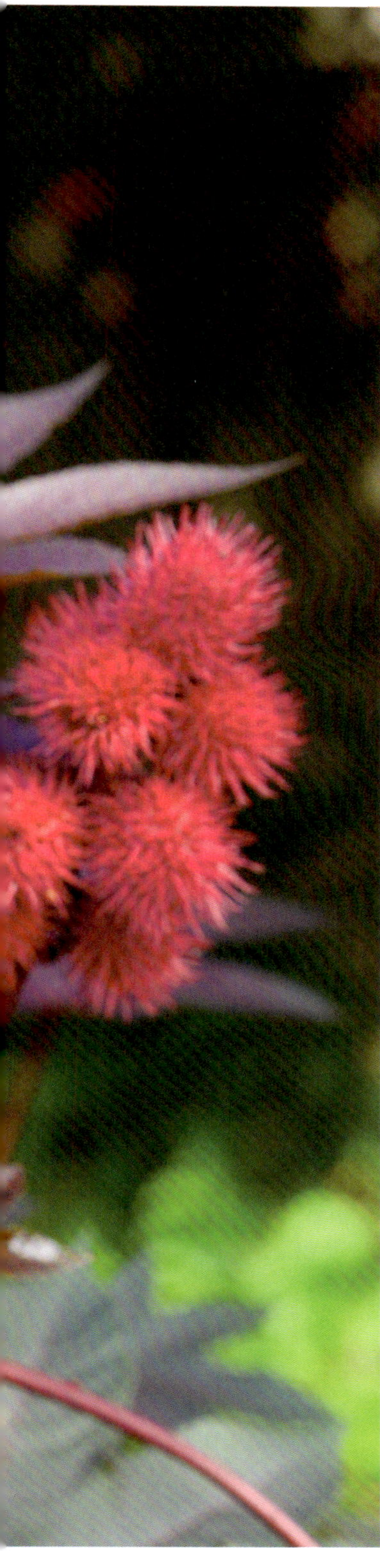

4 Anhang

- Übersicht der Express-Mittel
- Einige neutrale Basen für unsere Express-Behandlungsmittel
- Welche Behandlung zu welcher Jahreszeit?
- Liste der Inhaltsstoffe
  - Klassische Pflanzenöle
  - Wertvolle Öle mit speziellen Eigenschaften
  - Die Öl-Mazerate
  - Die Hydrolate
  - Ätherische Öle und Zitrus-Essenzen
  - Neutrale Salbengrundlagen des französischen Arzneibuches
- Glossar
- Bezugsquellen
- Rezepte-Verzeichnis
- Stichwortverzeichnis

Übersicht der Express-Mittel

Rezeptname (Seite)	Grundlage	Buchrezept	Alternative(n)
Universelle Expressbehandlung (kleine Wunde, Entzündung, Insektenstich, Akne- oder Herpesbläschen, kleiner Ekzemausschlag, harmloser Hautpilz) (Seite 73)	Aloe-Gel (1 haselnussgroße Menge)	Echter Lavendel (2 Tropfen)	Rosenholz oder Fragonia, Ravintsara, Saro, Teebaum, Manuka (2 Tropfen)
Express-Salbe mit Calendula (Seite 74)	Fettsalbe nach Wahl (1 haselnussgr. Menge)	CO_2-Calendula-Extrakt (2 - 3 Tropfen)	–
Express-Gel gegen Pickel (Seite 76)	Aloegel (1 haselnussgr. Menge)	Teebaum oder Manuka (1 Tropfen), Ravintsara (1 Tropfen)	Zistrose, Echter Lavendel, Lavandin, Niaouli, Rosmarin CT Cineol (insgesmt 2-3 Tropfen). Propolis-Tinktur (2 Tropfen)
Express-Behandlung bei Psoriasis-Schub (Seite 80)	Basis Nr. 4 oder Weleda Calendula-Creme oder Aloegel Natur Aloé (1 Teelöffel)	Teebaum (2 Tropfen) Copaiba (2 Tropfen)	Narde jatamansi (1 Tropfen), Liebstöckel (1 Tropfen)
Express-Gel gegen Hautpilz (Seite 80)	Aloegel (1 haselnussgr. Menge)	Speik-Lavendel (1 Tropfen), Palmarosa (1 Tropfen), Teebaum (1 Tropfen)	Fragonia, Ravintsara, Saro oder Manuka (1 Tropfen, anstelle von Teebaum)
Express-Wundbehandlung (Schrunden, kleine Verletzung, Kratzwunden…) (Seite 82)	Aloegel, Calendula Creme, Urtinktursalbe mit Calendula (1 haselnussgr. Menge)	Speik-Lavendel (1 Tropfen), Duft-Geranie (1 Tropfen)	Man kann 3-4 Tropfen Kieselsäure-Gel (Silicea) zufügen
Express-Behandlung bei Sonnenbrand (Seite 83)	Aloegel oder unparfümierte Bio-Feuchtigkeitsmilch (1 Teelöffel)	Echter Lavendel (1 Tropfen), Petitgrain bigarade (1 Tropfen)	Römische Kamille, Rosenholz (anstelle von Echtem Lavendel)
Spezielle Express-Salbe bei Stoßverletzung (Quetschung) (Seite 85)	Fettsalbe nach Wahl (1 haselnussgr. Menge)	Speik-Lavendel (1 Tropfen), italienische Immortelle o. Duft-Geranie (1 Tropfen)	–
Express-Salbe mit Arnika (Seite 84)	Fettsalbe nach Wahl (1 haselnussgr. Menge)	CO_2-Arnika-Extrakt (2-3 Tropfen)	–

Rezeptname (Seite)	Grundlage	Buchrezept	Alternative(n)
Express-Gel gegen Insekten (Repellent) (Seite 86)	Aloegel (1 gut haselnussgroße Menge)	Lavandin (1 Tropfen), Duft-Geranie oder Java-Citronelle, (1 Tropfen), Pfefferminz (1 Tropfen)	Verschiedene ätherische Öle sind alternativ möglich: siehe Kasten Seite 89
Express-Gel speziell bei Stichen (Seite 87)	Aloe-Gel (1 haselnussgroße Menge)	Pfefferminz (1 Tropfen), Rainfarn oder Java-Zitronengras(1 Tropfen)	Bei Stichen von Wespen, Bienen, Bremsen, Spinnen: Rainfarn, (1 Tropfen), Speik-Lavendel oder Römische Kamille (1 Tropfen)
Express-Behandlung bei Blasen (Seite 89)	Basen Nr. 1 bis 7 oder Shea-Butter oder gekaufte Bio-Fettsalbe (haselnussgroße Menge)	Teebaum oder Echter Lavendel (2 Tropfen), Römische Kamille (1 Tropfen)	Rosenholz (1 Tropfen, anstelle von Römischer Kamille)
Express-Balsam für Gelenkschmerzen (Erwärmung, Rheuma) (Seite 95)	Basis Nr. 1, 2, 5 oder 6 oder Sheabutter oder Bio-Fettsalbe aus dem Handel (1 gestrichener Esslöffel)	Wintergrün (2 Tropfen), Cajeput oder Niaouli (2 Tropfen)	–
Express-Balsam für Muskelschmerzen (Krampf, Schiefhals, Verspannung) (Seite 95)	Basis Nr. 1, 2, 5 oder 6 oder Sheabutter oder Bio-Fettsalbe aus dem Handel (1 gestrichener Esslöffel)	Estragon (2 Tropfen), Duftgeranie (2 Tropfen)	–
Express-Balsam für Rückenschmerzen (Lenden, Hexenschuss) (Seite 95)	Basis Nr. 1, 2, 5 oder 6 oder Sheabutter oder Bio-Fettsalbe aus dem Handel (1 gestrichener Esslöffel)	Estragon (2 Tropfen), Wintergrün (2 Tropfen).	Katafray (*Cedrelopsis grevei*) (3-4 Tropfen)
Express-Balsam für Regelschmerzen (Krämpfe) (Seite 95)	Basis Nr. 1, 2, 5 oder 6 oder Sheabutter oder Bio-Fettsalbe aus dem Handel (1 gestrichener Esslöffel)	Estragon (1 Tropfen), Echter Lavendel (1 Tropfen), Muskatellersalbei (1 Tropfen).	–
Express-Balsam für Regelschmerzen (stechender Schmerz) (Seite 95)	Basis Nr. 1, 2, 5 oder 6 oder Sheabutter oder Bio-Fettsalbe aus dem Handel (1 gestrichener Esslöffel)	Ceylonzimt-Rinde (1 Tropfen), Echter Lavendel (1 Tropfen), Muskatellersalbei (1 Tropfen)	–
Express-Brustbalsam (Seite 100)	Basis Nr. 1, 2, 5 oder 6 oder Sheabutter oder Bio-Fettsalbe aus dem Handel (1 haselnussgroße Menge)	Niaouli (3 Tropfen)	–
Express-Pflegemittel gegen vaginale Pilzinfektionen (Seite 101)	1 haselnussgroße Menge Aloe-Gel	Saro (schrittweise 1 bis 3 Tropfen)	Teebaum oder Echter Lavendel oder Lavandin (gleiche Dosierung)

Einige neutrale Basen für die Express-Behandlung

	Fettcreme Balsam	**Dünnflüssige Creme Emulsion**	**Milch, flüssige Emulsion**	**Gel**
Grundlagen (Basen) aus der Apotheke	Weleda Mandel-Handcreme	Calendula-Creme o. Weleda Calendula-Creme	Weleda-Mandel-Sortiment (Milch, Lotion)	Stabilisiertes Aloe-Gel, 98-99% rein
Natürliche und/oder Bio-Fertigbasen	Sheabutter (o. andere pflanzliche Butter), Weleda Mandel-Handcreme	Weleda-Calendula-Creme Neutrale Basiscremes, aromatisiert	Weleda Mandel-Sortiment (Lotion, Milch) Neutrale Basismilch	Organisch stabilisiertes Aloe-Gel, 98 - 99% rein Aloe-Gel Natur-Aloe
Selbstgemachte Basen aus dem Buch	Basis Nr. 1 bis 5 sowie Urtinktursalbe	Basis Nr. 6 und 7	Basis 9 und 10	Basis 8

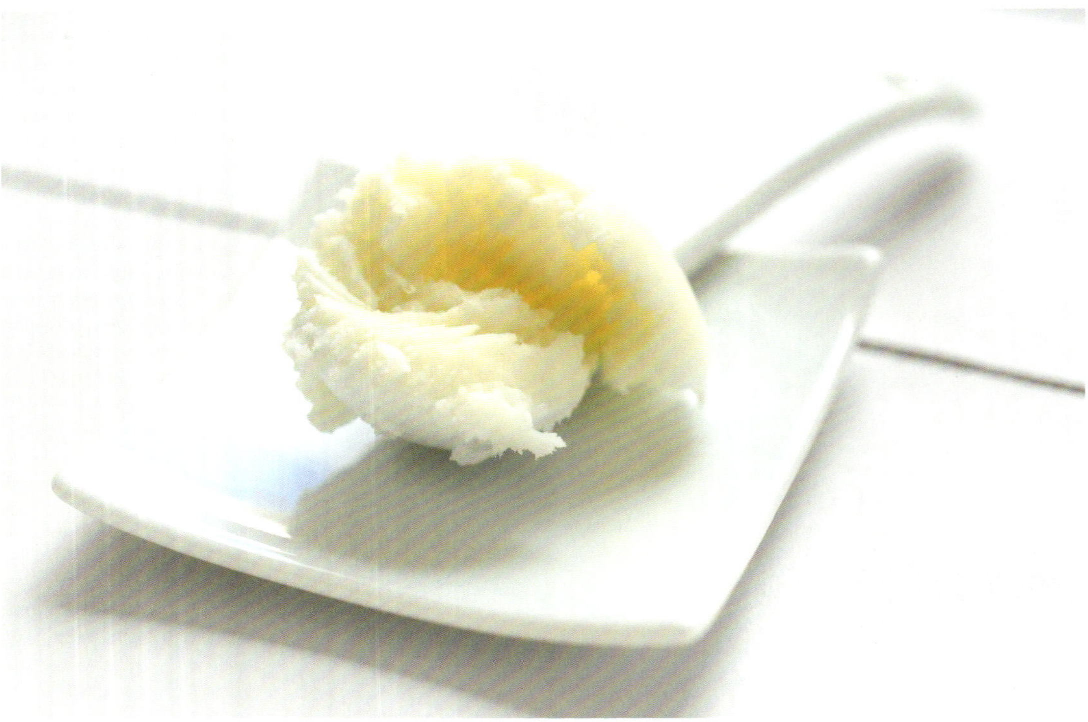

Welche Behandlung zu welcher (Jahres-)Zeit?

Jahreszeit	Salben	Pflanzenpräparate
Ganzjährig	Lindernde Pflege Deodorant-Balsam Schmerzstillende Behandlung (wenn nötig)	Ölmazerat von Ingwer, von Echtem Lorbeer
Frühlingsende bis Sommeranfang	Kühlende Lotion Milch gegen Sonnenbrand Mückenschutz nach Wahl Behandlung bei Mückenstichen nach Wahl Behandlung von schweren Beinen	Ölmazerat von Kamille, Johanniskraut, Sonnenhut, Gänseblümchen (*bellis*) Selbstgemachter Alkoholauszug von Fucus (*Fucus vesiculosus*) im Mai
Sommer	ebenso	Ölmazerat und/oder selbstgemachter Alkoholauszug von Arnika, Calendula (Ringelblume)
Herbst bis Winteranfang	Schutzsalben für Hände und Füße Crème gegen Frostbeulen	Ölmazerat von Beinwellwurzel, Wacholderbeere Selbstgemachter Alkoholauszug von Rosskastanie
Schwangere und Neugeborene	**Salben**	**Pflanzenpräparate**
Ab diagnostizierter Schwangerschaft	Behandlung ohne ätherische Öle	
Ab drittem Schwangerschaftsmonat	Vorbeugende Behandlung gegen Schwangerschaftsreifen	
Nach der Geburt	Creme gegen Windelausschlag Baby-Massagemilch Brustwarzencreme	

Liste der Inhaltsstoffe

Um die in den Rezepten verwendeten oder als Alternativen erwähnten Inhaltsstoffe besser zu verstehen, werden hier die Eigenschaften, die sie den Balsamen und Salben verleihen, kurz erläutert.

Klassische Pflanzenöle

Jojoba-Öl (*Simmondsia chinensis*): Es handelt sich nicht um ein Öl, sondern um ein flüssiges Wachs, dessen Zusammensetzung sich von den echten Öle stark unterscheidet und das eine perfekte Ergänzung darstellt. Schützend, anregend, heilend, wird es in der Dermatologie zur schützenden und regenerierende Pflege empfohlen. Es ist eine ausgezeichnete neutrale Basis, die für alle Hauttypen und jedes Alter geeignet ist und nur sehr selten Allergien hervorruft. Außerdem hat es eine leichte Sonnenschutzwirkung (Index 5).

Kokosnuss-Öl (*Cocos nucifera*): geruchlos und sehr dünnflüssig, obwohl bis 24 - 25°C fest, dringt Kokosöl gut in die Haut ein. Sehr mild, beruhigend und schützend, hat es sich als nützlich bei atopischer Dermatitis (Ekzem) erwiesen. Die traditionelle indische Medizin (Ayurveda) betrachtet es als erfrischend. Es wird daher bei dermatologischen Behandlungen (gereizte oder erhitzte Haut) empfohlen. Beim Kauf Kokosnuss-Öl bevorzugen, das aus dem Fruchtfleisch und der Milch gewonnenes wurde, das zwar teurer, aber von höherer Qualität ist als das Kopra-Öl (nur aus dem Fruchtfleisch gewonnen).

Macadamia-Öl (*Macadamia ternifolia*): trocknendes Öl, wird sehr gut von der Haut absorbiert, es ist eine gute Basis für Massagebehandlungen, z.B. der Gelenke. Besonders empfehlenswert ist es in der Dermatologie bei spröder oder veränderter Haut (Risse, Schrunden). Es ist ein sehr guter Verbündeter der Ringelblume oder des Lavendels bei der Herstellung von Mazeraten (siehe Rezept S. 40).

Oliven-Öl (*Olea europaea*): genügend eindringend, sehr widerstandsfähig gegen Oxidation (Ranzigwerden), beruhigend, schützend, heilend; es ist ein einfach zu verwendendes Öl, geeignet für alle Anwendungen (Dermatologie, Massage), auch wenn die Haut leicht fettig bleibt. Wenn es von guter Qualität ist, ist sein Aroma diskret und angenehm.

Shea-Butter (*Butyrospermum parkii*): sehr angenehm in der Anwendung, hinterlässt einen leicht fettigen Schutzfilm. Dieses Öl ist bei Zimmertemperatur fest, daher der Name Butter. Eine hervorragende Basis in der Dermatologie, um Express-Pflege oder Balsame mit schmelzender Konsistenz herzustellen. Sie kann durch eine andere pflanzliche Butter mit den gleichen Eigenschaften ersetzt werden, wie z.B. Kakao, Kokum oder Mango.

Soja-Öl (*Glycine max*): geschmeidig machend und gut absorbiert, gut oxidationsbeständig. Besonders interessant ist es als Lösungsmittel für die Ölmazerate zur dermatologischen Behandlung oder Massage (siehe Kasten S. 16 und Rezept für Ölmazerate S. 40).

Sonnenblumen-Öl (*Helianthus annuus*): wird sehr gut von der Haut aufgenommen, es gehört zu den trocknenden Ölen. Es ist daher besonders für Massagebehandlungen geeignet. In der Dermatologie ist es beruhigend und lindernd und hat sich bei der Behandlung von Hautentzündungen und Ekzemen als ebenso interessant erwiesen wie einige teurere Öle (z.B. Nachtkerze). Außerdem wird es oft als Trägerstoff für Ölmazerate verwendet, insbesondere für beruhigende Mazerate (Ringelblume, Lavendel). Es ist jedoch ratsam, bei dieser Anwendung Vitamin E hinzuzufügen, da es oxidationsempfindlich ist (siehe S. 36). Man kann auch (biologisches) ölsäurereiches Sonnenblumenöl verwenden, das die gleichen feinen Eigenschaften wie Standardsonnenblumenöl hat, aber weniger schnell ranzig wird.

Süßes Mandel-Öl (*Prunus amygdalus dulcis*): sehr süß, geruchlos, ziemlich durchdringend, hat geschmeidig machende Eigenschaften. Es ist eine vielseitige Basis, besonders in der Dermatologie (beruhigend, geschmeidig machend...) und ist für jeden Hauttyp und jedes Alter geeignet.

Traubenkern-Öl (*Vitis vinifera*): fein und durchdringend, fördert die Hautabsorption anderer Öle. Zum Beispiel kann es mit 20 - 30% Anteil zum Olivenöl gemischt werden, um dessen Eindringen zu verbessern.

Wertvolle Öle mit spezifischen Eigenschaften

Affenbrotbaum-Öl (*Adansonia digitata*): dieses kostbare Öl ist nährend, schützend, anti--allergisch und entzündungshemmend. Besonders interessant ist es bei allergischer Dermatitis, Ekzemen, geschädigter Haut, Hautrissen, Schwangerschaftsstreifen und zur Förderung der Heilung.

Andiroba-Öl (*Carapa guianensis*): Dieses therapeutisch bedeutsame Öl enthält Wirkstoffe mit wissenschaftlich nachgewiesenen entzündungshemmenden, schmerzlindernden und antiallergischen Eigenschaften. Sehr beliebt in Brasilien, ist es nützlich gegen Hautinfektionen, Psoriasis, Gelenkentzündungen. Es ist auch ein insektenvertreibender Schutz und ein Insektizid.

Avocado-Öl (*Persea gratissima*): Das Öl widersteht aufgrund seiner Fettsäurezusammensetzung gut der Oxidation, was ein schnelles Ranzigwerden verhindert, ähnlich gut wie das Olivenöl. Andererseits ist es reicher an unverseifbaren Bestandteilen* (5 - 15 %, gegenüber weniger als 2% bei Olivenöl) als Olivenöl. Es ist wissenschaftlich erwiesen, dass die unverseifbaren Anteile der Avocado schmerzlindernde und entzündungshemmende Eigenschaften haben. Avocado-Öl ist daher besonders bei gereizter oder gar schmerzhafter Haut (Sonnenbrand) oder bei Gelenkschmerzen angezeigt. Es kann als Lösungsmittel für eine Mazeration von Pflanzen verwendet werden, die für diese Indikation vorgesehen sind (z.B. Ingwer oder Lorbeer).

Borretsch-Öl (*Borrago officinalis*): dies ist ein wertvolles Öl, interessant, um sehr trockene und/oder gereizte Haut zu lindern. Nachtkerzen-Öl (*Oenothera biennis*) hat ein sehr vergleichbares Profil.

Calophyllum inophyllum oder Tamanu-Öl (*Calophyllum inophyllum*): Tamanu-Öl, von einem exotischen Baum, der in Polynesien als Allheilmittel gilt, ist dieses Öl sehr reich an unverseifbaren Fetten*, die eine leichte Trübung bewirken können, welche die Qualität des Öls aber nicht verändert. Es hat abstoßende (Insekten), antiseptische, wundheilungsfördernde, blutverdünnende, leicht rötende und schmerzstillende Wirkung. Diese Eigenschaften haben ihm in der Vergangenheit den Beinamen „flüssiger Balsam“ eingebracht. Es ist daher vorteilhaft bei beruhigenden oder regenerierenden Behandlungen und besonders für Kreislaufmassagen geeignet. Dieses starke Öl kann jedoch bei reiner Anwendung eine wärmende Wirkung haben. Aus diesem Grund wird es in der Regel mit einem anderen Öl verdünnt, z B. mit Jojoba, das es sehr gut ergänzt. Darüber hinaus wurden sehr selten Fälle von Allergien gemeldet.

Chaulmoogra-Öl (*Hydnocarpus kurzii, H. laurifolia*): Dieses wichtige Öl des Ayurveda (traditionelle indische Medizin) wird in Indien trotz seines ziemlich starken Geruchs sehr geschätzt. Es wird seit langem als Heilmittel gegen Lepra angesehen. Gleichzeitig heilend, beruhigend (entzündungshemmend) und antiseptisch, ist es für alle Problemhäute geeignet, egal ob Pickel, Narben oder Ekzeme.

Färberdistel-Öl (*Carthamus tinctorius*): reich an Antioxidantien und Vitamin K, ist dieses farbige Öl wundheilend und beruhigend. Besonders empfehlenswert ist es bei Brüchigkeit der kleinen Gefäße (Kapillaren), d.h. bei reaktiver Haut mit Neigung zur Rötung, Couperose und Entzündung.

Muskatrosen-Öl (Wildrose, *Rosa rubiginosa*), **Hagebutten-Öl** (*Rosa canina*): reich an ungesättigten Fettsäuren und unverseifbaren* Fetten, von denen viele antioxidative Eigenschaften haben, ist Rosenöl (aus Hagebutten gewonnen) seit Jahrzehnten für seine heilenden, wundheilenden, fleckenbehandelnden (Hautpigmente) Eigenschaften bekannt. Es wird bei kranker (Ekzeme) oder geschädigter Haut (Aknenarben, Dehnungsstreifen, rissiger Haut, Verbrennungen, Trockenheit, Sommersprossen usw.) empfohlen.

Neem-Öl (*Azidarachta indica*): ebenfalls aus dem Ayurveda bekannt, ist durch seine medizinischen Eigenschaften dem Calophyllum inophyllum-Öl (Tamanu) ähnlich. Tatsächlich hat es abstoßende, antimikrobielle, entzündungshemmende, geschwürhemmende und heilende Eigenschaften. Es wird daher besonders bei Wunden oder gereizter, wundgeriebener Haut benutzt. Es ist jedoch zu beachten, dass es einen starken Geruch hat (erinnert an Knoblauch oder Lauch), der unangenehm sein kann.

Sanddorn-Öl (*Hippophae rhamnoides*): sehr nährend und antioxidativ, es wird in Form von angereichertem Extrakt eingesetzt (siehe S. 24).

Schwarzkümmel-Öl (*Nigella sativa*): bereits im alten Ägypten für seine therapeutischen Tugenden geschätzt, hat dieses Öl mit seinem kräftigen, würzigen Aroma antioxidative und entzündungshemmende Eigenschaften. Es ist ein hervorragendes Mittel gegen Hautkrankheiten, besonders Dermatitis wie Ekzeme und Psoriasis oder Verbrennungen, Schürfwunden und Sonnenbrand. Es enthält einen Anteil an ätherischem Öl, das auf natürliche Weise vor Oxidation schützt.

Die Öl-Mazerate

Aloe (Blätter): Die Mazeration des Fruchtfleisches der Aloeblätter in Öl ist nicht zu verwechseln mit Aloe-Gel (siehe S. 22). Dieses sehr milde Mazerat wirkt entzündungshemmend und heilend.

Arnika (Blüten): bekannt als das „Öl der Sportler“; das Mazerat der Arnikablüten hat anregende, durchblutungsfördernde, entspannende und entzündungshemmende Eigenschaften. Zur Körpermassage ist es nützlich bei Prellungen, Muskel- und Gelenkschmerzen. Arnika steht unter Naturschutz! Sie sollten dieses Mazerat nur dann selbst herstellen, wenn Sie den Bestand dieser geschützten Blume erhalten: Ernten Sie sie nur in einem Gebiet, in dem sie reichlich vorhanden ist, und pflücken Sie nicht mehr als die Hälfte der dort vorhandenen Blumen.

Beinwell (Wurzel): Der Name dieser Pflanze sagt viel über ihre Tugenden aus, denn man sagte, dass sie gebrochene Knochen reparieren kann (zusammenwachsen lässt). Ohne so weit zu gehen, ist sie dennoch eine außerordentlich vielseitige Heilpflanze*, die die Heilung von Wunden, Hautgeschwüren, Verbrennungen, Schrunden und die Regenerierung tiefer osteoartikulärer Verletzungen (Verstauchungen, Risse, Sprünge...) begünstigt. Entzündungshemmend und abschwellend ist das Beinwell-Mazerat besonders nützlich bei Traumata (Prellungen, Hämatome, Blutergüsse, Verstauchungen, Zerrungen) oder Gelenkschmerzen.

Calendula (Blüten): Sie ist die Grundlage für den „Ringelblumenbalsam“, der von der österreichischen Kräuterkundigen Maria Treben berühmt gemacht wurde. Sehr vielseitig aufgrund der antiseptischen, heilenden, beruhigenden und entzündungshemmenden Eigenschaften. Das Mazerat ist vor allem angezeigt bei leichten Entzündungen, Verbrennungen und Sonnenbrand. Es mildert Narben und lindert Erfrierungen, Risse und Schrunden an den Händen.

Echter Lorbeer (Blätter): es ist ein schmerzlinderndes und entzündungshemmendes Mazerat, interessant gegen Gelenkschmerzen, Verstauchungen, Prellungen. Durch seine antiseptischen Eigenschaften eignet es sich für eine reinigende Behandlung.

Immortelle, italienisches Helichrysum (Blüten): dieses kostbare Mazerat ist beruhigend, besänftigend, heilend, durchblutungsfördernd (gerinnungshemmend, blutverdünnend). Es hilft bei Blutergüssen, Verbrennungen, Durchblutungsstörungen (Rheuma, Rötungen, Couperose, Krampfadern) und Akne. Dagegen ist sie bei blutenden Wunden kontraindiziert.

Ingwer (frisches Rhizom, in Stücken): das Mazerat lindert Gelenk- und Muskelschmerzen. Jedoch Vorsicht: es kann Rötungen, d.h. leichte lokale Erwärmungen während der Massage hervorrufen.

Johanniskraut (Blüten): Diese gelbe, bei uns übliche Blüte ergibt nach der Mazeration ein sehr farbenfrohes, schön bernsteinrotes Öl (siehe S. 37). Es ist ein sehr wertvolles Mazerat, vielseitig und bemerkenswert wirksam. Es lindert Hautschmerzen (Verbrennungen, Sonnenbrand), sowie Gelenk- und Muskelschmerzen. Johanniskraut hat eine photosensibilisierende Wirkung*. Sie ist nicht für das Mazerat nachgewiesen; vorsichtshalber ist nach der Anwendung Sonne zu meiden, vor allem bei heller und empfindlicher Haut und erhöhter ultravioletter Strahlung.

Kamille, Gänseblümchen (Blüten): Die Eigenschaften dieser mazerierten Öle sind denen des Ringelblumenmazerats sehr ähnlich, und sie werden auf die gleiche Weise zubereitet.

Königskerze (Blüten): in Frankreich ziemlich unbekannt, ist dieses erfrischende Mazerat traditionell bekannt dafür, Hämorrhoiden und schlechte Durchblutung der Beine zu lindern.

Lavendel (Blütenstand): vielseitig, dieses Mazerat wirkt entspannend, leicht antiseptisch, beruhigend (Haut) und heilend. Es eignet sich sowohl für Massagen als auch für die Hautpflege, ohne die geringste Kontraindikation, auch bei Kleinkindern.

Petersilie (Blätter): Abschwellendes Mittel, interessant bei schweren Beinen, aber wegen seines Reichtums an Vitaminen auch in Heilsalben verwendbar.

Schafgarbe (Blütenstände): Ähnlich wie die Kamille, aber kräftiger, soll die Schafgarbe Wunden heilen. Das Mazerat ist entzündungshemmend, abschwellend, entspannend. Es hilft bei Körperschmerzen, Erwärmung, schweren Beinen, Verstauchungen.

Sonnenhut (*Echinacea*, Blätter, Wurzeln): Sehr beliebt in den Vereinigten Staaten, wird das Mazerat aus der Rudbeckia oder dem Purpur-Sonnenhut (*Echinacea purpurea*) gewonnen, das auf der anderen Seite des Atlantiks die gleiche Verwendung wie die heimische Ringelblume hat. Es ist daher ein beruhigendes und heilendes Mazerat.

Spitzwegerich (Blätter): Obwohl die Pflanze hier häufig vorkommt und in der Phytotherapie berühmt ist, ist ihr Mazerat viel weniger bekannt als in den angelsächsischen Ländern. Es ist jedoch sehr nützlich bei Insektenstichen oder Brennnesselreizungen, leichten Verbrennungen und Sonnenbrand sowie kleinen Wunden.

Wacholder (zerkleinerte Beeren): Im Mazerat sind entspannende und schmerzlindernde Eigenschaften kombiniert und es ist ideal zur Linderung von Muskel- und Gelenkschmerzen.

Wintergrün (Blätter und Beeren): Diese in Frankreich bisher noch wenig bekannte Heilpflanze hat in den Gärten als Bodendecker oder Topfpflanze eine bemerkenswerte Verbreitung gefunden. Es ist nun möglich, dieses ungewöhnliche Mazerat selbst zuzubereiten. In der Tat ist Wintergrün eine außergewöhnliche Quelle für Methylsalicylat, ein natürliches Analogon zu Aspirin, mit entzündungshemmenden und schmerzstillenden Eigenschaften. Das gewonnene Mazerat ist sehr kraftvoll und kann zur Herstellung von schmerzlindernden Balsamen verwendet werden. Es sollte aber nicht pur auf die Haut aufgetragen werden, sondern als 50%ige Verdünnung in einem neutralen Pflanzenöl (z.B. Oliven-Öl).

Hydrolate (Blütenwässer)

Hamamelis: von einer Pflanze, die für ihre adstringierenden* und schützenden Eigenschaften der Gefäße bekannt ist, wird dieses Hydrolat vor allem bei Rötungen, erweiterten Blutgefäßen (Couperose) empfohlen.

Helichrysum: wirkt heilend und abschwellend und beugt Hämatomen vor. Vorsicht, es sollte nicht auf eine blutende Wunde aufgetragen werden.

Lavendel: wirkt leicht antiseptisch, beruhigend und hautstraffend; Lavendelhydrolat ist nützlich für die Pflege von Wunden und infizierter Haut. Für diese Anwendungen kann es durch Bohnenkraut-, Salbei-, Teebaum- oder Thymianhydrolat ersetzt werden.

Pfefferminze: wirkt erfrischend und durchblutungsfördernd; Pfefferminzhydrolat wird zur Pflege schwerer Beine empfohlen.

Ringelblume, Kamille: Diese beiden Hydrolate wirken beruhigend und machen geschmeidig.

Rose: Dieses Hydrolat ist vielseitig einsetzbar und auch in der berühmten Salbe nach Galen vorhanden. Es wirkt gleichzeitig beruhigend und stärkend, außerdem adstringierend*.

Andere ätherische Öle und Zitrus-Essenzen

Die folgende Auflistung beschreibt nicht alle Eigenschaften der ätherischen Öle, die aus den genannten Pflanzen hergestellt werden, sondern nur ihre Auswirkungen auf die Haut und das darunter liegende Gewebe, wie sie bei den hier vorgeschlagenen Präparaten dargestellt und von Bedeutung sind. Darüber hinaus möchten wir nochmals daran erinnern, dass alle ätherischen Öle gemäß den allgemeinen Vorsichtsmaßnahmen für den Gebrauch verwendet werden müssen (siehe S. 20). Bei manchen Mitteln sind besondere Vorsichtsmaßnahmen sowie spezielle Hinweise noch einmal eigens erwähnt.

Atlaszeder (*Cedrus atlantica*) oder **Libanonzeder** (*Cedrus lebani*): entwässernd, heilend, abschwellend für die Atemwege, mückenabweisend. Nicht über längere Zeiträume oder bei hormonabhängigem Krebs verwenden.

Bergbohnenkraut (*Satureja montana*): Stärkend, antiseptisch, heilend, schmerzlindernd (muskuloartikulär). Kräftiges ätherisches Öl, mit Vorsicht zu verwenden (auf maximal 10% verdünnen, bei Schwangeren verboten).

Bitterorange oder **Petitgrain bigarade** (*Citrus aurantium var aurantium*): vielseitig, entzündungshemmend (Gelenkschmerzen), hautregenerierend und revitalisierend, antimikrobiell, antioxidativ, schweißhemmend. Sehr einfache Anwendung und ausgezeichnete Verträglichkeit, nicht fotosensibilisierend*. Gute Konservierung der Präparate.

Cajeput (*Melaleuca leucadendron cajuputii*): Kräftiges Antiseptikum, insbesondere für die Atemwege, schleimlösend, Blutandrang vermindernd , anregend, schmerzlindernd (bei Gelenkschmerzen und Muskelkater).

Ceylon-Zimt (*Cinnamomum zeylanicum* aus der Rinde): starkes antimikrobielles Breitbandspektrum, belebend, wärmend.

Copahu oder **Copaiba** (*Copaifera officinalis*): starkes entzündungshemmendes und schmerzstillendes Mittel, sehr wirksam bei Prellungen, Hämatomen, Verstauchungen, Muskelkater, Gelenkschmerzen, Schmerzen und Alltagsbeschwerden. Es sollte nicht über längere Zeiträume benutzt werden.

Duftgeranie oder **Ägyptische Geranie** (*Pelargonium graveolens* oder *Pelargonum x Asperum Ägypten*): sehr vielseitig, antimykotisch, antimikrobiell, abweisend (Mücken), heilend, beruhigend und hauterneuernd, hämostatisch*, durchblutungsfördernd und entwässernd (venös und lymphatisch), desodorierend.

Echter Lavendel (*Lavandula angustifolia*): sehr vielseitig, haut- und atemwegsantiseptisch, heilend, regenerierend und beruhigend, entspannend (Krämpfe, Kontrakturen). Sehr gut geeignet für die Hautpflege (kosmetische Pflege, Irritationen, Dermatitis, Ekzeme). Einfache Anwendung und ausgezeichnete Verträglichkeit. Gutes antimikrobielles Konservierungs- und Antioxidationsmittel der Präparate.

Estragon (*Artemisia dracunculus*): antiallergisch, schmerzlindernd und entspannend (Muskelschmerzen, Krämpfe, Gliederschmerzen). Immer nur sehr verdünnt und nicht über längere Zeit anwenden.

Fragonia (*Agonis fragrans*): die Essenz ist sowohl antimikrobiell als auch beruhigend. Sie ist eine gute Alternative zu Teebaum-Öl, da ihr Aroma angenehmer ist.

Grapefruit, Pampelmuse (*Citrus grandis, Citrus paradisii*): reinigend, adstringierend, antiseborrhoisch (sehr geeignet für fettige Haut, Akne), gefäßanregend, entwässernd und desinfizierend. Nach der Anwendung Sonnenexposition vermeiden (photosensitivierende* Wirkung).

Grüne Zypresse, Immergrüne Zypresse (*Cupressus sempervirens*): venös abschwellend, entwässernd, schweißhemmend (reguliert die Transpiration), hustenstillend. Nicht über längere Zeiträume oder bei hormonabhängigem Krebs verwenden.

Immortelle (*Helichrysum italicum*): kräftiges Anti-Hämatom-Mittel, antithrombotisch, entzündungshemmend, heilend, gefäß- und kapillaraktives Tonikum (geeignet für die Behandlung von Couperose-Rötungen. Nicht auf eine blutende Wunde auftragen. Ausdrücklich kontraindiziert während der Schwangerschaft.

Java-Zitronelle (*Cymbopogon winterianus*): abweisend (Mücken), juckreizstillend, hautberuhigend und schmerzlindernd (Gelenk- und Sehnenschmerzen), antimykotisch, desodorierend und antiseptisch.

Kiefernnadeln (*Pinus sylvestris*): Tonikum, Antiseptikum* für die Atemwege und zum Abhusten, Rötemittel (wärmend), Analgetikum, lymphatisches Abschwellmittel. Bei Personen mit Hypertonie nicht zu oft und immer sehr verdünnt anwenden.

Lack-Zistrose oder **Ladanum-Zistrose** (*Cistus ladaniferus*): stark hämostatisch, heilungsfördernd, hautstärkend, antiseptisch; es ist ein vielseitiges Wundkraut, das bei der Heilung und Narbenbildung hilft. Punktuell anwenden, unter anderem wegen des hohen Preises.

Lavandin Super (*Lavandula latifolia x angustifolia, Lavandula burnatii*): antiseptisch, schmerzlindernd, beruhigend, antimykotisch, heilend. Leicht kampferhaltig (Konzentration unter 5%).

Liebstöckel (*Levisticum officinale*): bekannt für die Behandlung von Psoriasis. Kräftiges ätherisches Öl, mit Vorsicht zu verwenden. Vor der Anwendung einen Hautverträglichkeitstest (siehe Seite 71) durchführen.

Lorbeer (*Laurus nobilis*): antimikrobielles Antibiotikum mit breitem Spektrum (Viren, Bakterien, Pilze), Analgetikum, Expektorans. Potenziell allergen, vor der Anwendung einen Hautverträglichkeitstest durchführen.

Manuka (*Leptospermum scoparium*): es ist ein Breitband-Antiseptikum* (Bakterien, Pilze, einige Viren), sogar noch stärker als Teebaum. Aber es enthält Triketone, die in hohen Dosen neurotoxisch und abtreibend* wirken können. Es sollte daher bei Kindern unter 10 Jahren und Schwangeren mit Vorsicht angewendet werden.

Muskatellersalbei (*Salvia sclarea*): Antiseptikum, Antitranspirant, Hormonregler (lindert Zyklusstörungen bei Frauen). Nicht über längere Zeiträume oder bei hormonabhängigem Krebs verwenden.

Niaouli (*Melaleuca quinquenervia*): antibakteriell, antiviral, abschwellend (Nasenschleimhaut) und schleimlösend, entzündungshemmend und juckreizstillend, venös und lymphatisch abschwellend (schwere Beine).

Palmarosa (*Cymbopogon martinii var motia*): antibakteriell und antimykotisch, antiviral, hautanregend, heilend, desodorierend (schweißhemmend), lymphdrainierend.

Pfefferminze (*Mentha piperita*): Tonikum, erfrischend, Nasenschleimhaut abschwellend, schleimlösend, juckreizstillend, betäubend, schmerzstillend (Gelenkschmerzen). Sollte stets nur sehr verdünnt eingesetzt werden, da es in hohen Dosen hautreizend und giftig ist. Kontraindiziert bei Kindern unter 10 Jahren). Nicht für längeren Gebrauch geeignet.

Pfefferminz-Eukalyptus (*Eucalyptus radiata*): antiviral (gegen Erkältungen), antimikrobiell, zur Nasen- und Atemwegsabschwellung, als Antitussivum (hustenbreizstillend), Immunstimulans und allgemein sehr nützlich bei Erkältungen. Seine Hautverträglichkeit ist besser als die von *Eukalyptus globulus*, aber es ist immer besser, es verdünnt zu verwenden.

Rainfarn (*Tanacetum annuum*): entzündungshemmend, antiphlogistisch* (Ödeme, Schwellungen, Insektenstiche mit Schwellungsneigung), juckreizhemmend (Mückenstich), antiallergisch, beruhigend, schmerzlindernd (Gelenkschmerzen). Ausdrücklich verboten während der Schwangerschaft und bei Kindern unter 10 Jahren.

Ravintsara (*Cinnamomum camphora cineoliferum*): stark antiseptisch*, besonders gegen Viren (Schnupfen), belebend, lymphdrainierend.

Römische Kamille oder **Echte Kamille** (*Chamaemelum nobile*): entzündungshemmend, juckreizstillend, hautberuhigend, antiallergisch. Wirksam bei Schnitten, Insektenstichen, Frostbeulen, Rissen, Schrunden und leichten Entzündungen.

Rosenholz (*Aniba rosea odora*): antiseptisch für die Atemwege, antimykotisch, regenerierend und hautreparierend. Durch schlechte Bewirtschaftung der Ressourcen kann es bei diesem ätherischen Öl zu Engpässen kommen. Es kann durch ätherische Öle aus Hô-Holz (*Cinnamomum camphora CT linalool*, Holz), Thymian-Linalool (*Thymus vulgaris CT linalool*) oder Linaloe-Beeren (*Bursera delpechiana*) ersetzt werden.

Rosmarin, Chemotyp Cineol (*Rosmarinus officinalis CT cineol*): schleimlösend, wirkt antibakteriell, stark bakterizid, hautrevitalisierend. Gute allgemeine Verträglichkeit, gut für die antimikrobielle Konservierung der Präparate.

Rosmarin, Chemotyp Verbenon (*Rosmarinus officinalis CT Verbenon*): gleiche Eigenschaften, aber mit einer stärkeren Heilwirkung. Ausdrücklich verboten während der Schwangerschaft und bei Kindern unter 10 Jahren.

Saro auch **Mandravasarotra** (*Cinnamosma fragrans*): aus Madagaskar, ähnlich wie Ravintsara antimikrobiell, tonisch. Besonders geeignet zur Linderung von Haut-, Genital- oder Atemwegsinfektionen.

Sellerie (*Apium graveolens*): depigmentierend, nützlich vor allem gegen Hautflecken. Es ist ratsam, die behandelten Stellen nicht der Sonne auszusetzen. Es kann für kurze Zeit (2 - 3 Wochen) durch ätherisches Kurkumaöl ersetzt werden, ein starkes Antioxidans gegen Flecken, dessen Aroma viel angenehmer ist.

Speik-Lavendel (*Lavandula latifolia*): antiseptisch (vor allem antimykotisch), heilend (Verbrennungen, Wunden, Geschwüre), juckreizstillend (Insektenstiche), schmerzlindernd (Gelenkschmerzen).
Vorsicht, enthält Kampfer (etwa 12 - 13%), kontraindiziert bei Kindern unter 10 Jahren. In diesem Fall durch Lavandin Super ersetzen.

Teebaum (*Melaleuca alternifolia*): vielseitig und gut verträglich, unentbehrlich bei vielerlei Alltagsbeschwerden. Ausgezeichnetes Antiseptikum für Atemwege und Haut (antibakteriell, antiviral, antimykotisch), bei Akne lindernd, kräftigend und anregend; venös und lymphatisch abschwellend, beruhigend, juckreizstillend (Insektenstiche); hilft bei der Behandlung von Psoriasis (entzündungshemmende Wirkung durch Terpinen-4-ol[8]).

Terpentin (*Pinus pinaster, Pinus maritimum*): kräftiges Gelenkanalgetikum, Antiseptikum für die Atemwege und Expektorans (stärkere Eigenschaften als Kiefernnadeln). Potentiell giftig und reizend, mit Vorsicht zu verwenden, wenn (Gelenk-)Schmerzen dies rechtfertigen. Nicht zu verwechseln mit dem gleichnamigen Reinigungsprodukt, einem Nebenprodukt der Holzindustrie.

Thymian CT Thymol (*Thymus vulgaris*): hauptsächlich bekannt für seine antimikrobiellen Eigenschaften, die je nach Chemotyp variieren. CT Thymol bietet einen guten Kompromiss zwischen Potenz und Sicherheit bei der Anwendung. Es hilft besonders bei Atemwegserkrankungen.

Wacholder (*Juniperus communis*): entzündungshemmend, schmerzlindernd und entspannend (Gelenk- und Muskelschmerzen), entwässernd, venös und lymphatisch abschwellend, schleimlösend. Bei Nierenerkrankungen vermeiden.

Wintergrün (*Gaultheria procumbens*): entzündungshemmend und schmerzlindernd, sehr wirksam gegen Gelenkschmerzen, Krämpfe, und Muskelkater. Es ist ein konzentriertes Methylsalicylat (natürliches Analogon von Aspirin). Immer sehr verdünnt verwenden und längeren Gebrauch vermeiden.

Zitrone, (Schale) (*Citrus limonum*): antiseptisch, gefäßanregend, tonisierend, depigmentierend, geeignet für die Hand- und Nagelpflege. Bei der Behandlung von Mykosen kann es durch ätherisches Limettenöl (*Citrus aurantifolia*) ersetzt werden, ein starkes Antimykotikum. Zur abschwellenden Behandlung kann es durch ätherisches Öl von Yuzu (*Citrus junos*) ersetzt werden. In allen Fällen ist es ratsam, die behandelten Stellen nach der Anwendung 24 Stunden lang nicht der Sonne auszusetzen. Zwischen den Anwendungen vorzugsweise im Kühlschrank aufbewahren.

Zitronen-Eukalyptus (*Eucalyptus citriodora*): Stark entzündungshemmend und schmerzlindernd (Muskel-, Sehnen- und Gelenkschmerzen), juckreizstillend und hautberuhigend, antimykotisch (Fußpilz), mückenabweisend.

Ein Exot zum Entdecken

Das aus Madagaskar stammende ätherische Öl von **Katafray** (*Cedrelopsis grevei*) ist noch rar und wenig bekannt. Es hat viele interessante Eigenschaften: es wirkt stark entzündungshemmend und analgetisch, es lindert effektiv Gelenkschmerzen (Rheuma) und Schmerzen im unteren Rückenbereich. Es ist sehr mild, hat eine ausgezeichnete Verträglichkeit und sein Aroma ist frisch und angenehm. Zweimal täglich auf die zu behandelnde Fläche auftragen, 3 bis 4 Tropfen verdünnt in einer neutralen Basis nach Wahl.

[8] Pazyar, N.; Yaghoobi, R.: Tea tree oil as a novel anti-psoriasis weapon. Sin. Pharmacol. Physiol. 2012; 23 (3): 162-3

Urtinkturen

Arnika (*Arnica montana*): bei Verletzungen*, entzündungshemmend, kreislaufanregend.

Calendula, Ringelblume (*Calendula officinalis*): beruhigend, schmerzlindernd, antiseptisch, heilungsfördernd (Wunden, Akne).

Echter Lavendel (*Lavandula angustifolia*): antiseptisch, beruhigend, heilend, hautanregend.

Echter Wundklee (*Anthyllis vulneraria*) : adstringierend, Wundheilmittel*.

Efeu (*Hedera helix*): entzündungshemmend, entspannend, abschwellend (entwässernd), gegen Schwangerschaftsstreifen.

Fucus oder **Blasentang** (*Fucus vesiculosus*): heilend (epithelisierend), hämostatisch, abschwellend (Anti-Cellulite).

Ginkgo (*Ginkgo biloba*): gefäßschützende Wirkung, Antioxidationsmittel, heilend.

Hydrocotyl, **Centella** oder **Indischer Wassernabel** (*Centella asiatica*): reinigend, heilend, hautregenerierend, gegen Schwangerschaftsstreifen.

Johanniskraut (*Hypericum perforatum*): Schmerzmittel.

Klette (*Arctium lappa*): Anti-Akne, Antiseptikum, nützlich gegen Hautinfektionen (infizierte Wunde, Furunkel, Abszess)

Rosskastanie (*Aesculus hippocastanum*): entzündungshemmend, abschwellend, durchblutungsfördernd.

Schachtelhalm (*Equisetum arvense*): beruhigend, heilend.

Schafgarbe (*Achillea millefolium*): entzündungshemmend, adstringierend, antiseptisch, reinigend.

Spitzwegerich (*Plantago lanceolata*): beruhigend, heilungsfördernd, schmerzlindernd, nützlich bei jedem Hautproblem oder kleinen Wunden und gegen Schmerzen.

Andere kommerzielle Tinkturen und Alkoholate

Die folgenden Produkte können die hydro-alkoholische Phase der Urtinktur-Salbe (S. 40) ganz oder teilweise ersetzen.

Balsam des Kommandanten (Balsamische Tinktur): ein komplexer Alkohol aus Aniswurzel, Johanniskrautblüten, Myrrhe, Weihrauch, Benzoe, Tolu-Balsam und Bitter-Aloe. Er hat antiseptische, beruhigende, heilende und entzündungshemmende Eigenschaften und einige Zutaten verleihen ihm mystische Wirkungen, die noch längst nicht erforscht sind. Es duftet köstlich und ist im Prinzip in französischen Apotheken unter dem Namen „Baume du Commandeur" erhältlich. Man kann es also in Apotheken bestellen.

Benzoe-Tinktur (*Styrax benzoin*): lindernd, antioxidativ, Blutandrang mindernd (gegen Rötungen), schleimlösend, schmerzlindernd, gegen Pigmentflecken. Gutes antimikrobielles Konservierungs- und Antioxidationsmittel für die Präparate.

Kampherspiritus *(Spiritus campheratus)*: antimikrobiell, abschwellend, schmerzlindernd (Muskelschmerzen, Gelenke), abstoßend (Insekten). Kontraindiziert bei schwangeren Frauen, Kindern unter 10 Jahren und Menschen, die zu nervösen Störungen (Epilepsie, Schlafwandeln, etc.) neigen.

Pfefferminzspiritus (*Spiritus menthae piperitae*): antiseptisch, abweisend, juckreizhemmend, belebend und erfrischend, kann besonders in Kreislaufmittel eingearbeitet werden.

Propolis-Tinktur: sie ist sowohl ein Konservierungsmittel als auch ein antimikrobieller und antioxidativer Wirkstoff. Sie kann „hausgemacht" nach dem Rezept für Alkoholauszüge (S. 38) mit 5 g Propolis (frei von Unreinheiten) auf 50 ml Alkohol zubereitet werden.

Neutrale Salben-Grundlagen des Französischen bzw. Europäischen Arzneibuches

Zur Information und zum Vergleich sollen hier auch die offiziellen Rezepturen einiger klassischer Grundlagen des französischen Arzneibuchs angegeben werden. Im deutschen bzw. europäischen Arzneibuch werden neben den genannten noch eine ganze Reihe weiterer Salbengrundlagen beschrieben. Deren Rezepturen weichen von denen des französischen Arzneibuches z.T. geringfügig ab.

Wer mit den offiziell anerkannten (aber sehr chemischen!) Formulierungen dieser pharmazeutischen Präparate einverstanden ist, kann diese auch selbst herstellen oder beim Apotheker bestellen. Sie können dann die gewünschten ätherischen Öle kalt zumischen, indem Sie die angegebene Rezeptur befolgen oder eine kleine Menge (etwa haselnussgroße Menge pro Dosis) nehmen, um eine Express-Salbe herzustellen.

Es erscheint allerdings sinnvoller, vorzugsweise die in diesem Buch angegebenen natürlichen Äquivalente zu verwenden (Rezepte S. 50, 55, 58).

Zinkoxid-Salbe

- 10 g Zinkoxid
- 10 g flüssiges Paraffin
- 80 g Weiße Vaseline

Das Zinkoxid sieben. Mit dem flüssigen Paraffin verrühren, bis eine homogene Mischung entsteht. Nach und nach weiße Vaseline hinzufügen, bis eine homogene Salbe entstanden ist.

Wachs-Salbe nach Galen

- 13 g Weißes Bienenwachs
- 53,5 g Raffiniertes Mandelöl
- 0,50 g Borax
- 33 g Rosenwasser

In einer Medikamentenschale (siehe S. 39) weißes Bienenwachs im Wasserbad bei 50°C in Mandelöl schmelzen. In einen zuvor auf die entsprechende Temperatur erwärmten Mörser gießen, dann mit einem vorher auf die gleiche Temperatur erhitzten Stößel umrühren. Den Borax in Rosenwasser auflösen. Diese Lösung wird nach und nach der erwärmten öligen Mischung unter kräftigem Rühren zugegeben, bis eine homogene Masse entstanden ist. In eine Tube oder ein Glas abfüllen.

Kühlcreme nach Galen

- 6 g Cetylpalmitat[9)]
- 8 g Weißes Bienenwachs
- 55 g Raffiniertes Mandelöl
- 0,50 g Borax
- 16,5 g Rosenwasser
- 4 g Benzoe Tinktur

In einer Schale Cetylpalmitat und weißes Bienenwachs in Mandelöl im Wasserbad bei 50°C schmelzen. In einen zuvor auf die entsprechende Temperatur erwärmten Mörser gießen, dann mit dem zuvor auf die gleiche Temperatur erwärmten Stößel verrühren.

Borax im Rosenwasser auflösen, Benzoe-Tinktur hinzufügen, mischen und filtern. Diese Lösung wird nach und nach der vorher zubereiteten öligen Mischung unter kräftigem Rühren zugegeben, bis eine homogene Masse entstanden ist. In eine Tube oder ein Glas abfüllen.

Vorsicht: Nicht über 50°C erhitzen.

[9)] Dieser Bestandteil kann auch pflanzlichen Ursprungs sein.

Glossar

Abortivum: Mittel, mit dem ein Abbruch der Schwangerschaft (Abtreibung) ausgelöst werden kann.

Abschwellendes Mittel: Es lindert die Stauung eines Gewebes oder Organs (Erweiterung kleiner Gefäße, Stagnation des Blutes, im Allgemeinen begleitet von Rötung, Hitze und Schwellung.

Adstringierend: Gewebe und Kapillargefäße straffend und zusammenziehend und auch die Schleimhautsekretion reduzierend. In der Kosmetik verengen adstringierende Produkte die Poren der Haut und regulieren die Talgproduktion.

Akut-Mittel: Ein Heilmittel, das schnell und dort wirkt, wo es angewendet wird. Dies ist in der Regel die Haut, es kann aber auch eine Schleimhaut (Auge, Rachen, Genitalbereich) sein.

Analgetikum: ein Mittel, das Schmerzen lindert oder reduziert. Synonym für: Schmerzmittel.

anästhesierend: betäubend bzw. Betäubungsmittel, das allgemeine oder lokale Schmerzen und Empfindlichkeiten lindert oder beseitigt.

anti-allergisch: den Symptomen einer Allergie entgegenwirkend.

Antikoagulans: Mittel, das die Bildung eines Blutgerinnsels verhindert. Synonym: Antihämostatikum.

antimikrobiell: hemmt die Entwicklung und Vermehrung von Mikroben (d.h. Bakterien, Viren, Pilzen entgegenwirkend).

Antimykotika: Mittel, die die Entwicklung von pathogenen Pilzen hemmen, insbesondere solche, die für Kopfhautschuppen und Mykosen verantwortlich sind.

Antioxidationsmittel: schützen Zellen und Gewebe vor der Oxidation durch freie Radikale, Stoffwechselschlacken, die meist sauerstoffhaltig sind und die eine Reihe von Herz-Kreislauferkrankungen, degenerative oder Krebserkrankungen verursachen können.

Antiphlogistikum: Mittel, dasSchwellungen und Ödeme reduziert. Altes Synonym für Entzündungshemmung.

Antiseptikum: antimikrobielles Mittel, das auf der Oberfläche wirkt.

Antitussivum: lindert und stillt den Husten.

Atopische Haut: sehr trockene und sehr empfindliche Haut, die auf die geringste Aggression (Kälte, Wind, Stress) reagiert. Atopische Haut zeigt oft Flecken bei Ekzemen oder Psoriasis.

Balsam: Früher wurde er zur Bezeichnung einer aromatischen Zubereitung verwendet, die Schmerzen lindern sollte. Heutzutage ist es eine dicke Creme zur lokalen Anwendung oder Massage.

Cérat: ein Präparat auf Öl- und Wachsbasis zum Auftragen auf die Haut.

ChemoTyp: (CT) Eigenschaft eines ätherischen Öls, die seine quantitativ wichtigste chemische Komponente bezeichnet oder die es von anderen ätherischen Ölen, die aus dergleichen Pflanzenart gewonnen werden, unterscheidet. Z.B.: Thymian mit Thymol, Thymian mit Thujanol, Rosmarin mit Kampfer, Rosmarin mit Verbenon.

Creme: mehr oder weniger dickliche kosmetische oder pharmazeutische Emulsion, die zur Hautpflege bestimmt ist.

Couperose: Die Couperose ist eine anlagebedingte Gefäßerweiterung im Bereich der Gesichtshaut. Eine konstitutionsbedingte Bindegewebsschwäche muss vorliegen. Das weibliche Geschlecht ist etwas häufiger betroffen als das männliche

Dekontrahieren: erleichtert die anormale Kontraktion der Muskeln (Kontraktur).

Dermale Absorption: Eindringen einer Substanz nach Auftragen auf die Haut. Synonym: transkutane Passage.

Dermatitis: eine entzündliche Hauterkrankung.

Drainage: erleichtert die Ausscheidung von Wasser, Fetten und Giftstoffen (Abfallprodukte des Stoffwechsels).

Durchblutung: verbessert die Durchblutung (venös und/oder kapillar).

Einreibemittel: flüssiges Präparat, das durch Massage auf die Haut aufgetragen wird, um Schmerzen zu lindern.

Ekzem: entzündlicher Hautzustand, oft allergischen Ursprungs, der sich meist durch Papeln (kleine Pickel) und Juckreiz äußert. Die Haut kann sehr trocken sein (trockenes Ekzem) oder im Gegenteil kleine Blasen oder Bläschen aufweisen und nass und klebrig sein (nässendes Ekzem). Es wird auch Dermatitis oder atopische Dermatitis genannt, wenn das Ekzem keine eindeutige Ursache hat.

entzündungshemmend: lindert oder beseitigt Entzündungen, die als Abwehrreaktion des Organismus betrachtet werden und zu einem oder mehreren der 5 typischen Symptome führen (Rötung, Schmerz, Schwellung, Hitze, Funktionsbeeinträchtigung des betroffenen Organs) . Entzündungen können durch Schock, Eindringen eines Fremdkörpers, mikrobielle Infektion oder Degeneration von Gewebe entstehen... Synonym: antiphlogistisch (veralteter Begriff).

Epithelisierung: die Entwicklung von Narbenzellen fördernd. Synonym: Wundheilung.

Exfoliation: begünstigt die Eliminierung von abgestorbenen Zellen auf der Oberfläche der Epidermis (Peeling).

Express-Mittel: Mittel, dass im Notfall aus verschiedenen Komponenten schnell und gezielt zubereitet werden kann.

feuchtigkeitsspendend: begünstigt das Eindringen von Wasser in die Epidermiszellen und/oder verhindert dessen Verdunstung.

filmbildend: eine Schutzschicht auf der Hautoberfläche bildend. Synonym: bedeckend.

Galenik: Art der Herstellung von Arzneimitteln in der Apotheke. Die auf die Haut aufgetragenen Produkte können die galenische Form von Balsam, Creme, Gel, Einreibemittel, Spraylösung usw. haben.

Gefäßschutz: Er verstärkt die Struktur der Gefäßwand und schützt sie vor toxischen Faktoren (insbesondere vor freien Radikalen).

Gemmotherapie: Zweig der Phytotherapie, der auf der Verwendung von Glyzerinmazeraten aus wachsendem Gewebe (Knospen, Keimlinge) basiert.

hämostatisch: die Blutgerinnung fördernd und Blutungen stillend.

hydroalkoholisch: Lösungsmittel, das aus einer Mischung von Alkohol und destilliertem Wasser besteht. Der Titer (ausgedrückt in Prozent) bezieht sich auf den Alkoholgehalt in der Mischung. Zum Beispiel enthält 60%iger Alkohol 40% destilliertes Wasser und 60% reinen Alkohol.

hydrophil: Wasser anziehend, wasserlöslich.

Immunstimulans: die Körperabwehrkräfte anregend.

juckreizhemmend: den Juckreiz lindernd oder reduzierend.

Kühlcreme: mit Rosenwasser parfümierte Creme, die dem Schutz der Haut und zur Beruhigung von Irritationen dient und ein Gefühl von Frische vermittelt.

Kataplasma: Ein dickes, haftendes Präparat, das direkt auf die Haut oder zwischen Tüchern aufgetragen wird, um Entzündungen zu lindern. Senfpflaster ist ein Wickel auf der Basis von Senfmehl.

Kontusion: Prellung oder Quetschung der Haut und des darunter liegenden Gewebes, ohne zu reißen, nach einem Stoß.

Lipophil: Fett anziehend, fettlöslich

Magistralrezeptur: ein Mittel, das kurz vor der Anwendung in der Apotheke auf Verordnung zubereitet wird.

Pflaster: dickes, klebriges Präparat, das direkt auf die Haut oder vorher auf einen Gewebestreifen aufgetragen werden soll.

Pharmakokinetik: Zweig der Pharmazie, der den Werdegang von Wirkstoffen untersucht, die mit dem Körper in Kontakt kommen. Bei den auf die Haut aufgetragenen Produkten stellt sich die Frage, ob die Wirkstoffe in die Haut eindringen oder sogar durch die Haut hindurch und über die Blutbahn in den Körper gelangen.

photosensibilisierend: die Wirkung der ultravioletten Sonnenstrahlen auf die Haut verstärkend, so dass Verbrennungen, Reizungen und bleibende Pigmentflecken auftreten können.

Psoriasis: ein harmloses, aber lästiges, störendes Hautleiden, das sich durch rote Flecken unterschiedlicher Größe auszeichnet, die mit weißen Schuppen bedeckt sind. Diese Läsionen sind auf eine zu schnelle Erneuerung der Haut zurückzuführen. Aus unbekannter Ursache (erbliche Faktoren, Ungleichgewicht des Immunsystems) schreitet diese chronische Krankheit durch Aufflackern fort, oft ausgelöst durch Müdigkeit oder durch physischen oder psychischen Stress.

Repellent: ein Geruchstoff, der eine oder mehrere Tierarten abstößt. Dies sind in der Regel parasitäre Insekten oder Milben.

Rubifazient: ruft Hautrötungen hervor, die mit Erwärmung verbunden sind. Diese Wirkung auf der Oberfläche kann zur Abschwellung der darunter liegenden Organe beitragen.

Rosazea: (veraltete Bezeichnung Acne rosacea) ist eine Hauterkrankung, die überwiegend im Bereich des Mittelgesichts auftritt, meist im Alter zwischen 30 und 40 Jahren beginnt und sich oft zwischen dem 40. und 50. Lebensjahr deutlich verstärkt. Sie kann Ähnlichkeiten zur Akne zeigen, aber die zugrundeliegenden Erkrankungen sind verschieden. Die Rosazea äußert sich durch fleckförmige, teils schuppende Rötungen, aber auch Schwellungen der Gesichtshaut sowie durch entzündliche Papeln und Pusteln.

Salbe: ein Medikament oder Heilmittel auf Fettbasis von weicher Konsistenz, das zum Auftragen auf die Haut bestimmt ist.

Schleimlöser: fördert die Ausscheidung von zähflüssigem Schleim (Mukolytikum, Bronchialschleim-Verflüssiger).

Spasmolytikum: lindert oder beseitigt die Krämpfe der glatten Muskulatur (Darm, Bronchien, Gebärmutter) und sekundär der quergestreiften Muskulatur (Skelettmuskeln).

Tonikum: Mittel mit stärkender und belebender Wirkung auf den Körper.

Unverseifbar: bezieht sich auf alle nicht fettähnlichen Bestandteile, die von Natur aus in einem Öl oder Fett vorhanden sind. Diese Bestandteile bilden einen Rückstand bei der Herstellung von Seifen (Verseifung von Fetten in Gegenwart von Soda oder Pottasche), daher ihr Name.

Vaskuläres Stimulans: stärkt die Wände der Venen und Kapillaren und verbessert die Durchblutung.

Vielseitiges Heilmittel: übt mehrere Aktionen/Reaktionen zugleich aus. So sind viele ätherische Öle sowohl antimikrobiell als auch entzündungshemmend.

Bezugsquellen

Zutaten für die Herstellung von Salben sowie ätherische Öle, Hydrolate u.a. können Sie z.B. über die örtliche Apotheke bestellen. In Drogeriemärkten findet sich ebenfalls ein begrenztes Angebot an Zutaten und Grundsubstanzen für die eigene Herstellung. Im Folgenden sind einige Anbieter aufgeführt (ohne Anspruch auf Vollständigkeit), die u.a. via Internet ein umfassendes Programm an Rohstoffen, ätherischen Ölen, Naturkosmetik und Zubehör präsentieren.

dm-Drogerien in vielen Städten
dm-drogerie markt GmbH + Co. KG
Am dm-Platz 1, 76227 Karlsruhe
Kundenservice: 0800 - 3 65 86 33, www.dm.de

Müller Drogerien in vielen Städten
Müller Handels GmbH & Co. KG
Albstr. 92, 89081 Ulm
Kundenservice: 00800 - 17400174

Drogerien Rossmann GmbH in vielen Städten
Firmenanschrift: Isernhägener Str. 16
30938 Burgwedel, www.rossmann.de

Weleda Produkte in Drogerien und Apotheken
Weleda AG, Schwäbisch Gmünd,
Möhlerstraße 3, 73525 Schwäbisch Gmünd
Telefon: 07171/919-0, www.weleda.de
Herstellung von hochwertigen Pflegeprodukten aus natürlichen Rohstoffen

Spinnrad GmbH
Bahnhofstr. 1-3, 23795 Bad Segeberg
Tel.: 04551-808600, www.spinnrad.de
Naturkosmetik, Rohstoffe, Zubehör;
mit Läden in vielen deutschen Städten

Meine Kosmetik, Inh. Sandra Ann Paul
In der Kirchenwies 10, 54441 Kanzem
Tel.: 065 01-9698825, www.meinekosmetik.de
Versand für Kosmetikartikeln, Salbenrohstoffe, Öle, und Do-it-yourself-Ausrüstung

Primavera Life GmbH
Naturparadies 1, 87466 Oy-Mittelberg
Tel. 08366-8988-0, www.primaveralife.com
Herstellung und Vertrieb von ätherischen Ölen, Naturkosmetik und Wohlfühlprodukten

Ronald Reike Spezialversand
Kielort 21 a, 22850 Norderstedt
Tel.: 040-5293874, www.naturrohstoffe.de
Salbenrohstoffe, äther.. Öle, Hydrolate, Zubehör

essence pur, ein Unternehmen der FunWare GmbH, Breidter Str. 29, 53797 Lohmar
Tel.: 02246-9157502, www.essence-pur.de
Salbenrohstoffe, äther. Öle, Hydrolate, Zubehör

Die Naturdrogerie, Inh.: Beate Schürmann
Hintere Bleiche 11, 55116 Mainz
Tel.: 06131-5843178, www.dienaturdrogerie.de
Naturkosmetik, ätherische Öle, Hydrolate,

Kräuterhaus St. Bernhard
Helfensteinstr. 47, 73342 Bad Ditzenbach
Telefon 07334-9654-0, www.kraeuterhaus.de

Oshadhi GmbH
Schwanenstr. 15, 77815 Bühl
Tel.: 07227-6009933, www.oshadhi.de
Ätherische Öle, Hydrolate, Basisöle, Zubehör

Mooserde-Versand, M. Edler u. J. Hellmann,
Am Kreuzweg 17, 86668 Karlshuld
Tel.: 08454-1641, www.mooserde.de
Naturkosmetik, ätherische Öle, Hydrolate,

Jophiel Aromaöle, Gudrun Meis
Ecker Str. 32, 93471 Arnbruck
Tel.: 09945-8009938, www.jophiel-aromaoele.de
Salbenrohstoffe, äther. Öle, Hydrolate, Zubehör

Tiroler Kräuterhof
Dorfstraße 13, A 6212 Eben am Achensee
Versandadresse Deutschland
LogoIX GmbH c/o Tiroler Kräuterhof
Wasserburgerstraße 50a, 83395 Freilassing
Salbenrohstoffe, äthe. Öle, Hydrolate, Zubehör

Übersicht der Rezepte

Stichwortverzeichnis

Weitere Bücher im ökobuch Verlag

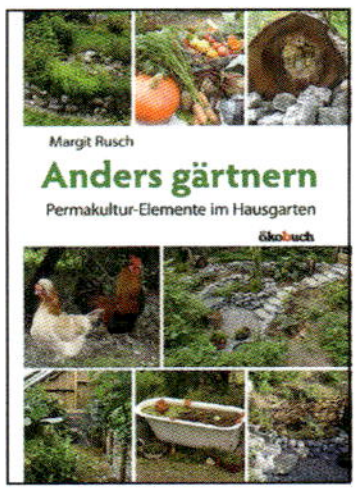

Anders gärtnern

Permakultur-Elemente im Hausgarten. Ob Kräuterspirale, Krater- bzw. Hochbeet, Kartoffelturm, Wurmfarm oder Erdgewächshaus mit Hühnerstall, bei allem dient die Natur als Vorbild. Mit vielen Anleitungen für einen Hausgarten, in dem die Bereiche harmonisch zusammenwirken und sich gegenseitig fördern. Von Margit Rusch. 8. Aufl. 2019, 94 S. m.v. farb. Abb., 17 x 24 cm 13,95 €

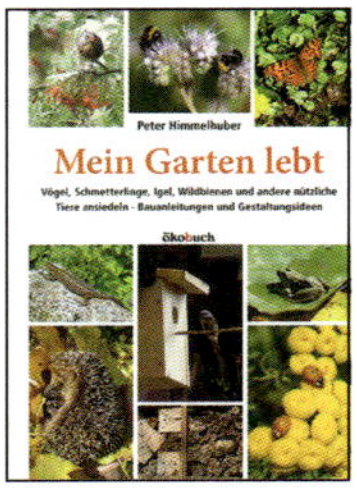

Mein kleiner Permakultur-Garten

300 kg Ernte auf 150 qm Fläche mitten in der Stadt. Der Autor beschreibt detailliert und gut übertragbar auf andere kleine Gärten seine Erfahrungen mit der Rekultivierung eines Reihenhausgartens nach den Prinzipien der Permakultur, mit beachtlichen Ernteerfolgen an Obst und Gemüse. Von Josef Chauffrey. 109 S. m.v. Abb., 17x24 cm, 2. Aufl. 2019 14,95 €

Mein Selbstversorgergarten am Stadtrand

Permakultur auf kleiner Fläche. Der Autor zeigt, wie er im Hausgarten Obst u. Gemüse nach Permakulturprinzipien anbaut, so dass sich 2 Personen fast vollständig mit Nahrung versorgen können: Früchte, Kräuter, Pilze, Gemüse, Salat u.v.m. Mit Tipps zur Vermehrung und Anzucht. Von Kurt Forster. 4. Aufl. 2019, 125 S. m.v. farb. Abb., 17 x 24 cm 15,95 €

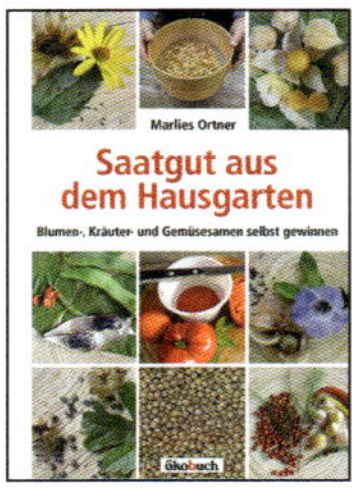

Permakultur im Hausgarten

Wie ein Hausgarten Stück für Stück zum persönlichen, vielseitigen Permakultur-Garten gestaltet oder umgestaltet werden kann. 10 Beispielgärten zeigen, wie unterschiedlich sich die Permakultur-Prinzipien anwenden lassen. Von Jonas Gampe. 141 S. m.v.Abb., 4. Aufl. 2019 16,95 €

Saatgut aus dem Hausgarten

Nach einer Einführung in die Saatgutgewinnung und in die Praxis der Vermehrung werden die nötigen Hilfsmittel, Ernte, Reinigung und Lagerung der Samen sowie Aussaat und Aufzucht Jahr beschrieben. Mit kurzen Pflanzenporträts aller im Hausgarten üblichen Kräuter, Gemüse und Blumen. Von Marlies Ortner. 3. Aufl. 2018, 138 S. m.v. farb. Abb., 17 x 24 cm 19,95 €

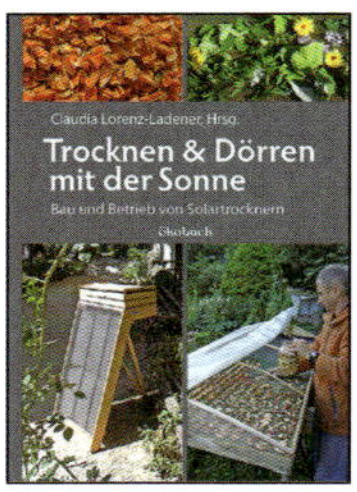

Hügelbeete, Hochbeete, Hangbeete

Bauen und bepflanzen. In detaillierten Schritt-für-Schritt-Anleitungen und anhand gebauter Beispiele wird gezeigt, wie Hügelbeete, Hochbeete und Hangbeete vorteilhaft errichtet und wie sie bepflanzt werden können. Von Peter Himmelhuber. 109 S.m.v.Abb., 3. Aufl. 2018 14,95 €

Essbare Wildpflanzen aus dem Hausgarten

150 Arten: Obst, Kräuter, Gemüse. Wie eine dauerhafte Pflanzenlandschaft aus fruchttragenden Bäumen und Sträuchern, wilden Stauden sowie Kräutern und essbaren Bodendeckern geschaffen werden kann. Mit mehr als 70 Pflanzenporträts essbarer Wildfrüchte, Wildkräuter und Wildgemüse und Tipps zu deren Verwertung. Von Marlies Ortner. 125 S. m.v.Abb., 4. Aufl. 2018 15,95 €

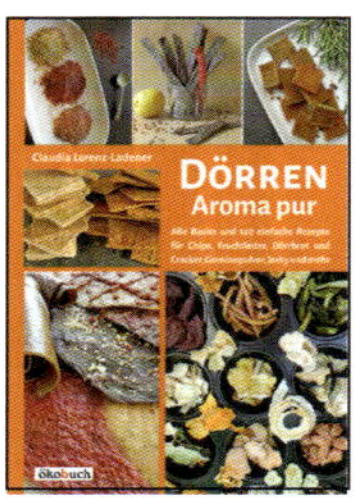

Trocknen und Dörren mit der Sonne

Bau & Betrieb von Solartrocknern.: Ein Buch für alle, die einen funktionstüchtigen Solartrockner kostengünstig selbst bauen möchten, um Obst, Gemüse und Kräuter natürlich und hochwertig haltbar zu machen. Außerdem: Praxis des Trocknens mit vielen Tipps aus langjähriger Erfahrung. Herausgegeben von Claudia Lorenz-Ladener. 6. Aufl. 2019, 95 S., farbig, 17x24 cm 13,95 €

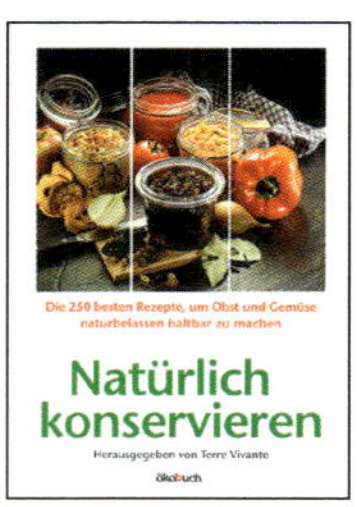

Dörren - Aroma pur

Alle Basics und viele einfache Rezepte zum Trocknen von Obst, Gemüse und Kräutern, aber auch für Chips, Fruchtleder, Dörrbrot, Gemüsepulver und Jerkys, die Getrocknetes zum Geschmackserlebnis werden lassen. Von Claudia Lorenz-Ladener. 126 S. m.v. farb.Abb., geb., 2. Aufl. 2019 17,95 €

Natürlich konservieren

Die 250 besten Rezepte, um Gemüse und Obst möglichst naturbelassen haltbar zu machen und ein maximum an Vitaminen, Nährstoffen und Geschmack zu erhalten. Herausgegeben von Terre Vivante. 157 S. m. vielen Abb., 9. Aufl. 2017 13,90 €

Hütten von Kindern selbst gebaut

Das Buch zeigt schön illustriert, wie Kindern ohne großen Aufwand ihr eigenes kleines Reich erschaffen können, mit Baumaterialien, die fast alle draußen zu finden sind: Spielhäuschen, Kuppelbau, Schlupfwinkel u.v.m. Ab 8 Jahre. Von Louis Espinassous. 58 S. m.v. Abb., 21x21cm 13,95 €

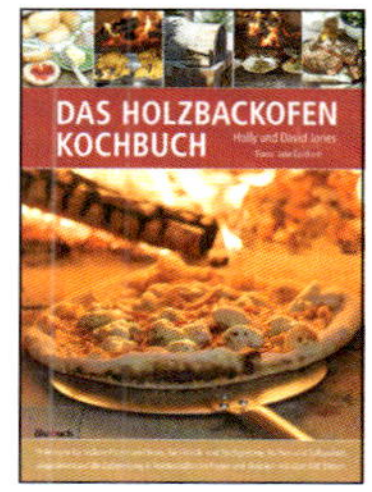

Kleine Baumhäuser und Hütten

... kinderleicht gebaut. Hier wird gezeigt, wie Baum- und Stelzenhäuser gebaut werden können. Mit Anleitungen für verschiedene Konstruktionen und Bildern von realisierten Beispielen. Von David Stiles 93 S. m. v. farb. Abb., 17x24 cm, 7. Aufl. 2016 12,95 €

Kochen mit der Sonne

.. in Mitteleuropa. Beschreibung käuflicher Solarkocher sowie Bauanleitung für einen Solarofen. Mit Tipps aus der Praxis und vielen erprobten Koch- und Backrezepten. Von Rolf Behringer und Michael Götz. 2. Aufl. 2012, 87 S. m.v. Abb., 17 x 24 cm 13,95 €

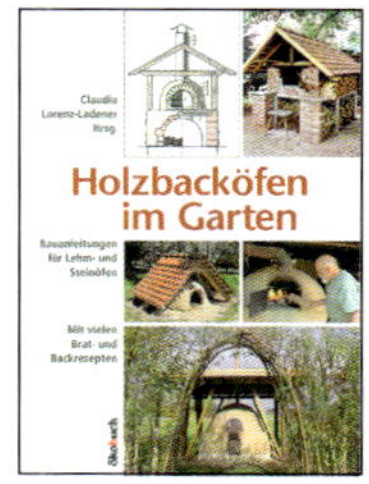

Holzbacköfen im Garten

Detaillierte Bauanleitungen vom einfachen Lehmofen bis zum gemauerten Brotbackhäuschen. Mit vielen Erfahrungen und Ratschlägen sowie pfiffigen Tipps und Rezepten. Herausgegeben von Claudia Lorenz-Ladener. 138 S.m.vielen Abb., 19. Aufl. 2018 15,95 €

Das Holzbackofen-Kochbuch

Ein Kochbuch, das den Nutzen des Backofens im Freien deutlich steigert, mit 70 Rezepten für Pizza, Fleisch- und Fischgerichte, für Gemüse, Brot und Nachspeisen, präsentiert in 400 Fotos mit allen Arbeitsschritten. Von Holly u. David Jones. 5. Aufl. 2018, 128 S. m.v. Abb., 19,5 x 26 cm 19,95 €

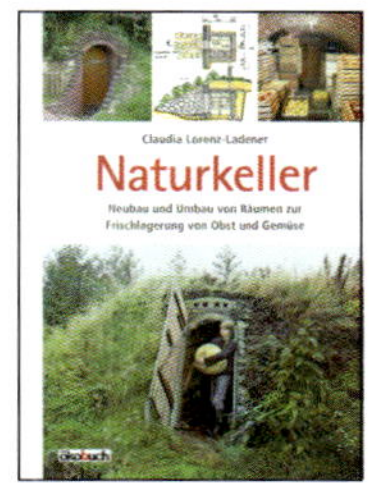

Fladen und Flammkuchen

Delikates aus dem Holzbackofen: Hier werden nicht nur die besten Pizzen gebacken, auch Fladenbrote und Flammkuchen aller Art gelingen leicht, wenn einige Grundregeln beachtet werden. Mit 24 Rezepten aus aller Welt für einen delikaten Genuss, präsentiert in vielen Fotos mit allen Arbeitsschritten. Von Holly u. David Jones. 1. Aufl. 2018, 93 S. m.v. Abb., 19,5 x 26 cm 17 95 €

Gestalten mit Stein im Garten

Pflastern von Wegen, Terrassen und Zufahrten, Anlegen von Treppen und das Errichten von Mauern und Hangbefestigungen, mit Hinweisen zur Materialwahl, zu Aufwand u. Kosten, und mit Anregungen für eigenes Schaffen. Von Peter Himmelhuber. 125 S. m.v. farb. Abb., 2. Aufl. 2017 15,95 €

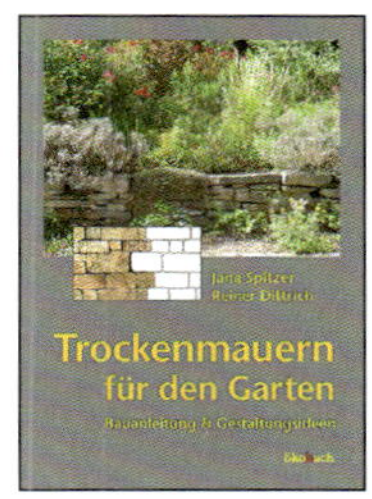

Naturkeller

Grundlagen der Kühllagerung und Anleitungen für Planung u. Bau naturgekühlter Lagerräume im Haus und Freiland. Von Cl. Lorenz-Ladener. 140 S. m.v.Abb., 16. Aufl. 2018 19,90 €

Einfache Lauben und Hütten selbst gebaut

Einfache Paradiese zum Selbstbauen. Bauanleitungen für schnell zu errichtende Behausungen (Tipi, Baumhaus, Kuppelbau, Hogan etc.), sowie für schöne Lauben für den Garten oder die freie Natur. Herausgegeben von Claudia Lorenz-Ladener. 5. neu gestalt. Aufl. 2018, 158 S., 16,95 €

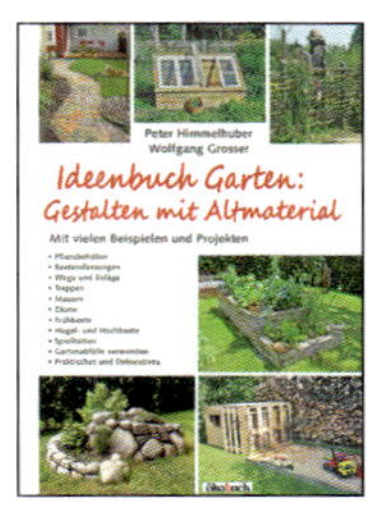

Kleine grüne Archen

Passivsolare [Erd]Gewächshäuser als Alternative zum transparenten Standard-Gewächshaus. Das Buch zeigt, wie Solargewächshäuser freistehend, angelehnt oder teilweise in der Erde versenkt, gebaut werden können. Von C. Lorenz-Ladener. 128 S. m.v. farb. Abb., geb. 4. Aufl. 2017 22,90 €

Spalierobst aus dem Hausgarten

Viel Obst auf kleiner Fläche: Hauswände, Mauern, Carports und Pergolen bepflanzen. Mit Anleitungen und Baubeispielen für verschiedene Spaliere und mit Hinweisen zur Sortenwahl geeigneter Obstsorten. Von Peter Himmelhuber. 1. Aufl. 2016, 107 S. m. v. farb. Abb., 14,95 €

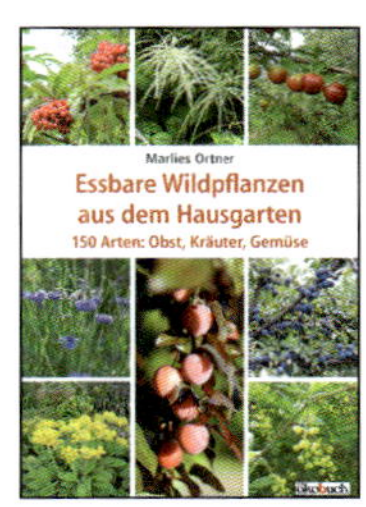

Ideenbuch Garten: Gestalten mit Altmaterial

Materialien wiederverwerten für Pflanzbehälter, Beeteinfassungen, Wege und Beläge, Treppen, Mauern Zäune, Frühbeete, Hügel- und Hochbeete, Spielhütten, Praktisches und Dekoratives. Von Peter Himmelhuber u. Wolfgang Grosser. 124 S. m.v. Abb., 17x24 cm, 2. Aufl. 2019 15,95 €

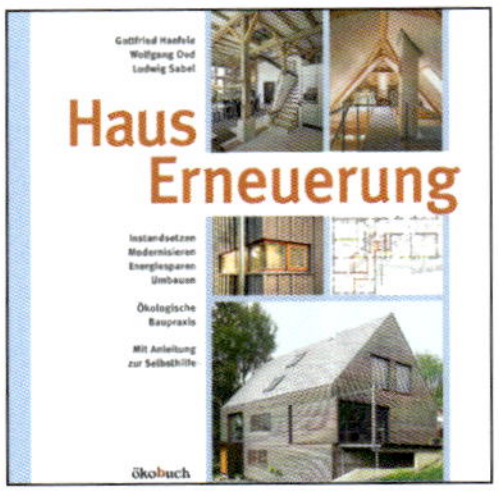

Bunte Körbe aus Gräsern und Kräutern

Die Technik des Korbwickelns neu entdeckt. Anleitungen zur Herstellung von bunten Körben durch Wickeln und Vernähen von Strängen aus heimischen Faserpflanzen. Mit vielen Schritt-für-Schritt-Anleitungen. Von Walter Friedl. 2. Aufl. 2016, 92 S. m. viel. farb.Abb., geb. 17,95 €

Mit Weiden bauen

Anleitungen für Zäune. Laubengänge, Wigwams, Sitzplätze und grüne Kuppeln. Pflanzen und Arbeiten mit lebendem Material, aus dem sich viele schöne, nützliche Dinge herstellen lassen. Von Jon Warnes. 9. Aufl. 2018, 60 S. m.v.farb. Abb., geb. 12,95 €

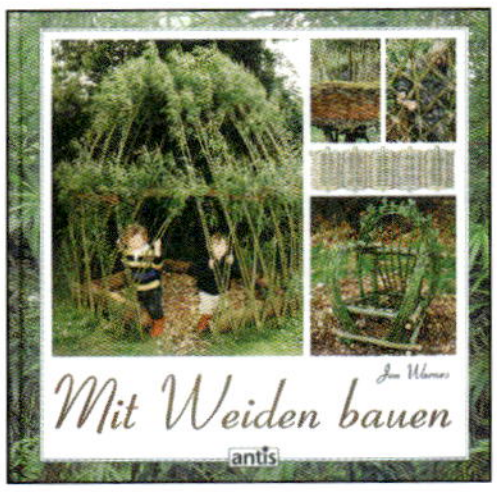

Bauen mit Frischholz

Vom Spalier bis zur Laube – frisches grünes Holz ist ein ausgezeichnetes Material, um daraus nützliche Gartenobjekte herzustellen. Mit Schritt-für-Schritt-Anleitungen für Pflanzbehälter, Spaliere, Bänke, Lauben usw. Von A. u. G. Bridgewater. 78 S.m.v.Abb., Neuaufl. 2015, 12,95 €

Steine kreativ bemalen

Anhand vieler Bilder werden Schritt-für-Schritt-Techniken vermittelt und vielfältige Motive gezeigt, um Steine künstlerisch und dekorativ zu bemalen und eigene Entwürfe zu entwickeln. Von F. Sehnaz Bac. 3. Aufl. 2019, 94 S. m.v.farb. Abb., 13,95 €

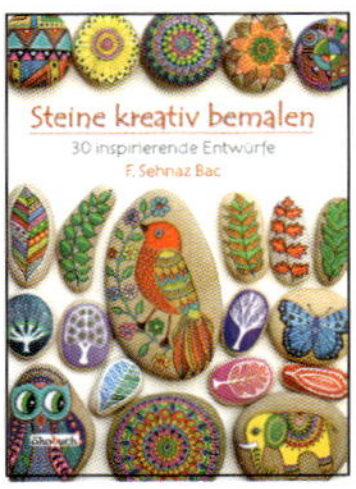

Terrassen und Decks aus Holz selbst gebaut

Planungsüberlegungen, sinnvolle Konstruktionen, Materialempfehlungen. Viele Beispiele und Schritt-für-Schritt-Bilder vermitteln das Wissen zum Bau schöner Holzdecks. von Peter Himmelhuber. 3. Aufl. 2015, 102 S.m.v. farb. Abb. 14,95 €

Trockenmauern für den Garten

Bauanleitung & Gestaltungsideen. Ob Sitzplätze oder Hochbeete einzufassen, eine Hangfläche zu terrassieren oder das Grundstück einzugrenzen: Mit einfachen Werkzeugen kann jeder kostengünstig eine schöne und dauerhafte Trockenmauer selbst bauen. Von Jana Spitzer und Reiner Dittrich. 6. Auflage 2019, 95 S., farbig, 17x24 cm, 13,95 €

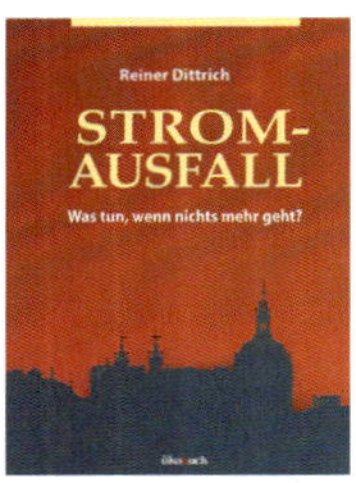

Kieselstein-Mosaik

Schöne Böden für Wege und Lieblingsplätze im Garten selbst gestalten. Anleitungen für einfache u. fortgeschrittene Arbeiten mit Tipps aus der Praxis. Viele Gestaltungsvorschläge geben Anregung für eigenes Schaffen. Von Maggy Howarth. 94 S. m.v. Abb., 5. Aufl. 2016 13,95 €

Hauserneuerung

Instandsetzen - Modernisieren - Energiesparen - Umbauen: mit Anleitung zur Selbsthilfe. Das Buch beschreibt den handwerklich sachgerechten u. umweltverträglichen Umgang mit alter Bausubstanz. Von G. Haefele, W. Oed, L. Sabel. 255 Seiten, 200 Abb., 17. Aufl. 2019 28,90 €

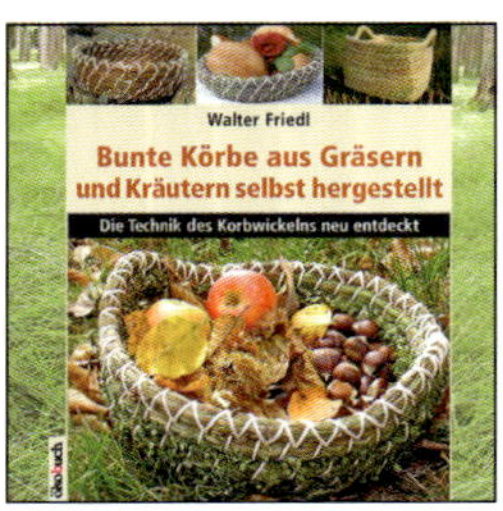

Regenwasser für Garten und Haus

Ein kompetenter Ratgeber für Planung und Bau von Regenwassersammelanlagen nach dem Stand der Technik: Bemessung, Genehmigung, Speichertanks, Pumpen, Rohrleitungen, Zubehör. Von Karlheinz Böse. 92 S. m.v.Abb., 17x24 cm, 7. Aufl. 2014 12,95 €

Autonome Stromversorgung

Auslegung, Aufbau und Praxis autonomer Stromversorgungsanlagen mit Batteriespeicher für Beleuchtung und für netzferne Handwerks- u. Landwirtschaftsbetriebe. Von Philipp Brückmann. 5. verbesserte Aufl. 2020, 126 S. m.v. Abb., 17x24 cm 15,90 €

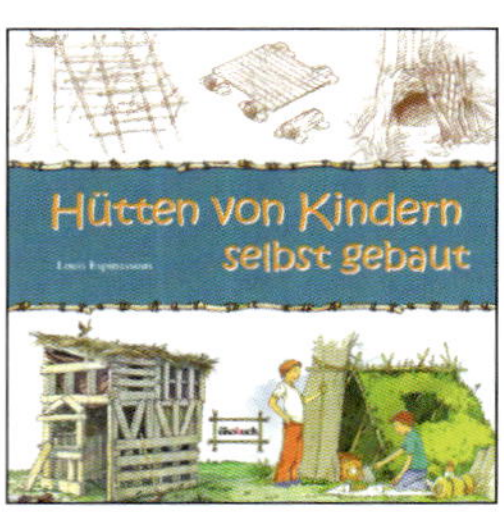

Stromausfall

Was tun, wenn nichts mehr geht? Von hilfreichen Maßnahmen und Wegen zu mehr Autonomie – das Buch zeigt, welche einfachen Nothilfe- und Vorsorgemaßnahmen möglich und sinnvoll sind. Von Reiner Dittrich. 1.Aufl. 2018, 154 S. m.v. Abb., 14,6 x 21 cm 15,95 €

Preisstand: 1.4.2020

Unsere Bücher erhalten Sie in allen Buchhandlungen oder über unseren Internetshop!

ökobuch
Postfach 1126 79216 Staufen

✆ 07633-50613 · ✉ 50870 · Email: oekobuch@t-online.de · http://www.oekobuch.de